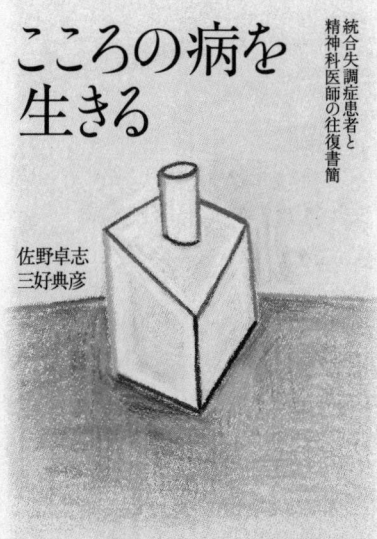

こころの病を生きる

統合失調症患者と精神科医師の往復書簡

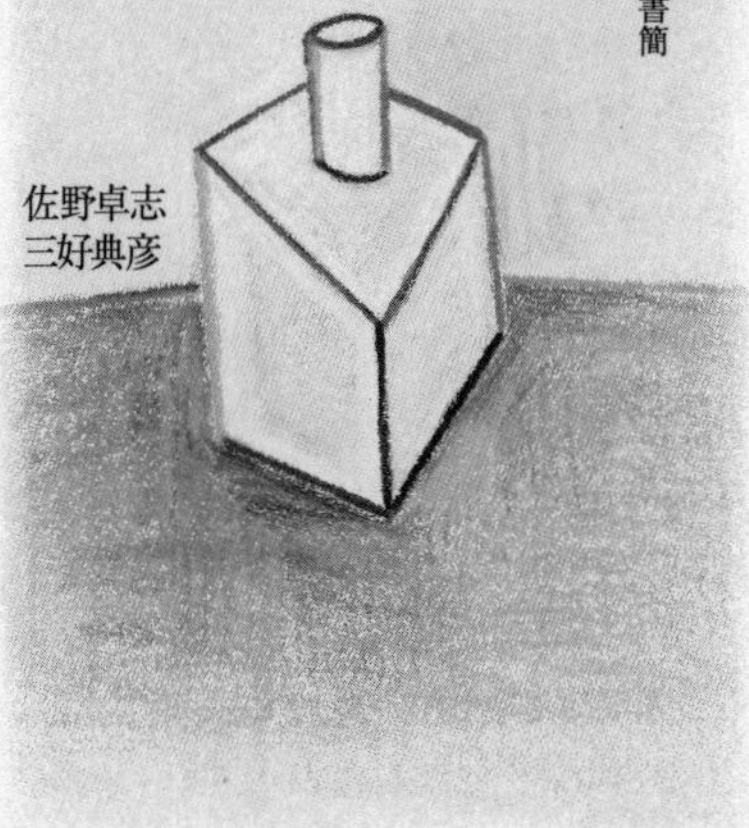

佐野卓志
三好典彦

中央法規

往復書簡が始まった経緯——まえがきにかえて

三好典彦

私は、精神科、神経科、神経内科を診療している三好典彦という医師です。

昭和五十七年に地元の大学を卒業した後、二年間は卒業した大学の研修医となり、その後、大阪府にある単科の精神科病院に勤務しました。勤務医生活が四年を過ぎるころに父親が病を得て、平成元年から三好神経内科（診療所）にて診療するようになりました。それから約十七年になります。

そして、本文中の「Sさん」とは、「佐野卓志さん」という、私の医院の通院患者です。

現在、私は彼の主治医であり、彼の病を「統合失調症」と診断して診療にあたっています。

私の父親が診療していたころの昭和五十五年四月、彼が初回入院を体験した後のこと、彼は三好神経内科を受診しました。昭和六十一年三月まで彼は当院に通院した後しばらくの間、当院との治療関係は途絶えて、この間に彼は再発し、再入院を体験していました。

そして平成十年五月二十一日、彼は再び当院を受診しました。その日が、私と彼が初めて出会った日です。それからの五年間は、私と彼とはまったく普通の日常的な診療のなかで年月が過ぎていました。

ところが平成十五年一月になって、彼はインターネット上での「電気ショック論争」にのめり込み、そのために再発の危機を招きました。彼自身が早く気づいて対処したことにより、幸いさほど大事には至りませんでしたが、それでも病状がひと山越えて落ち着いたのは六月ごろでした。八月の時点では、すっかりほとぼりも冷めたと私は思っていました。

そのようなときに、彼は自らこれまでの病気の体験を綴り、あわせて電気ショックのこと、薬物療法に関することを書いた原稿をもってきました。そして、この原稿を本にしたいから問題があったら指摘してほしいと、私は依頼されました。

そこには、「電気ショック」について医師を批判する言葉がまだまだ高い調子で展開されていました。この調子の高さは往復書簡の「電気ショック」、「古くさい治療」のところにまだ残っていて、それを読むとみなさんも戸惑いを感じられると思います。

私は彼の依頼を受けて、この原稿の扱いに困りました。私が困っている様子も書簡中に表れていると思います。扱いようによっては、残り火に再び油を注ぐようなことになって病状が再燃しかねないと思いました。

一方、彼には病気に対して高い治療意識があることがわかり、これをきっかけに彼と話し合うことは病気の再発防止に役立つと考えました。そこで、私は彼の依頼をただ受けずに、往復書簡にすることを彼に提案しました。

こうして往復書簡が始まったわけですが、その発端となった原稿の一部を最初に載せています。

実際に往復書簡を開始したのは、平成十五年十月からです。この間、彼は精神保健福祉士（PSW）の国家試験を間近に控えていて、試験勉強も平行して取り組んでいました。このような状況で始まったことですから、書簡を交わしている間も、私は主治医として「病気の自助のためになるように」ということを考えていました。

ここで誤解のないよう確認したいのは、この「自助」というのが「独力で治すこと」ではないということです。私が考えている「自助」とは、病気のことについて患者さん自身が可能な限り知り、病気の養生法を患者さん自身が身につけることです。この意味において、私の書簡に、私の彼に対する治療的かかわりそのものを示しています。だから、私のリアルタイムの問題意識では「電気ショック」についてのやりとりがクライマックスです。

往復書簡を出版するプロセスでも、彼に対する主治医としての目的意識を忘れたことはありません。

しかし、往復書簡を交わしている間に自然と実感するようになったことは、「私と彼は統合失調症の自助について共同で研究している関係にある」ということです。

そして現在でも、彼は共同研究者だと思っています。そもそも、診療そのものが患者さんとの共同作業であると考えられますが、私は診療で共同研究であることを自覚したのは初めてのことでした。

ここでも誤解のないように言い添えたいことは、彼と私が共同で取り組んでいる研究の対象が「彼の病気」だということです。普遍的な統合失調症というものではありません。被験者も報告者も彼自身のみです。

そして、往復書簡そのものは私と彼が意見を交換するためだけに書いたものです。だから往復書簡が本となっても、決して統合失調症の治療について万人に通用する正解を示そうとしているものではありません。

そのうえ、前述したようなリアルタイムの状況がありますので、私と彼のかかわりで生じた一回限りの軌跡がここに記録されています。

しかし、そのような内容だからこそ、統合失調症を病む人々が自助を考えるきっかけになるのではないかと私は考えています。

ただ、そのままの往復書簡では第三者には理解不能になる可能性があるので、編集する段階になって、私と彼と中央法規出版の塚田太郎さんの間で相談し、読者を意識して多少、手を加えました。

それでも、本の内容は停滞したり錯綜したりしています。それは実際に二人の間にあった紆余曲折をなるべくそのまま残すことを大事にしたからです。時候のあいさつなどの書簡らしい形がないのも、通常の外来が平行していてその必要がなかったこともありますが、お互いにそんな余裕もなかったためです。

二人にとっては、そのようなところこそが真実であり、そこで四苦八苦している雰囲気が最も伝えたいものなのです。

こころの病を生きる

――統合失調症患者と精神科医師の往復書簡――

目次

ぼくの病気

「脳の病気」ではなく、「こころの病気」であることは明らかです

佐野 卓志

妄想のなかが心地よい
「早くよくならんといけんね」
と、ある看護婦さんから言われて、ぼくは
「どうして」
と返事しました。

十九歳のときに統合失調症（当時は精神分裂病）を発病し、そのために九州大学病院に入院していたときの出来事です。ぼくの言葉に看護婦さんはびっくりしたようですが、ぼくは看護婦さんがびっくりしたことが不思議でした。

ぼくにとっては、発病前のしんどさに比べると、病院に入ってラクチンにしていると妄想が出ても困ることはなく、むしろ妄想のなかにいるほうが心地よかったのです。

発病前の孤独のほうが死ぬほどつらいものでした。だから、病的になるときに、自分を後ろから押すというか、病気のなかに逃げ込むような感じがあったのを覚えています。

発病する直前には、誰かに甘えたくてしょうがないのですが、それが叶わないから病気に逃げ込む感じでした。

そのときはこれが病気だとは思っていませんでしたが、幻聴がぽつぽつと現れ始めたころに、それまでつっぱっていたものが消えて、ふっと楽になりました。

入院した後は特に、幻聴や妄想はあっても、自分の足で立たなくてもよくなったからです。もっと早く病気に身を任せればよかったと思います。

九州大学病院には親に連れられて行きました。

即日入院が決まり、親が当たり前のように洗面器や歯ブラシ、そしてパジャマなどを売店で買いそろえるので、びっくりしっぱなしでした。

入院したばかりのころは、「こんな何もできない人たちのなかにぼくがいることなんて間違っている」と思い、絶望していました。

しかし、病棟で患者の友達ができるにつれてそんな気持ちは消えていきました。

入院中は、一度に何錠もの薬を飲んでいたので、いつもトローンとしていました。看護婦さんからは、

「もっとしゃんとせんか」

といつも言われていましたが、この薬の量では不可能でした。主治医との面接の度に、

「こんな幻聴があります。あんなのもあります」

とぼくが訴えたので、主治医が薬を一錠、また一錠と増やしたのでした。

結局四年間入院しました。

再発、そしてカミングアウト

三十歳のときの再発は、もう完全に治ったと思っていたのと、薬で頭がぼけると仕事にならないと思ったために、薬を飲むのを勝手にやめたからでした。そのうちに体がしんどくなり、うつにもなって、さらに幻聴まで聞こえてくるようになりました。

このときには、はっきりと病識（自分が病気であるという自覚）があって、独りで九州大学病院まで行き、独りで入院しました。

病者が病識をもつということは、いわば、子どもの病者から大人の病者への脱皮です。そ

れまで周りが悪いと思っていたのが、実は、自分が周りを振り回していたということに気づくことです。

そして、これを受け容れることには、つらいあきらめをともないます。「自分は一生モノの病をかかえてしまった」というあきらめと、そのつらさです。もちろん、治癒されている方もたくさんいらっしゃいますが。それでも、身体の生活習慣病よりも、はるかにややこしくて治療困難な精神の生活習慣病と思っていますから。

そして、何よりも、社会から差別される「分裂病」ですから。もちろん、自分のなかにも病気を差別する気持ちがバリバリあります。「働けたら、統合失調症からもおさらばだ」と思いたい気持ちがあります。

病識ができるのに十年もかかったというのは、これを受け容れるための準備期間がそれほど必要なことと、あきらめの気持ちをもつきっかけとなるには充分な「再発のつらさ」が必要だったのでしょう。

ぼくは先ごろ、新聞記事のなかでカミングアウトしました。そうしてみると、そうする前より気持ち的に楽です。カミングアウトした結果で、ある人との縁が切れたなら、それだけの関係だったのだと思うようにしています。

だからといって、ほかの病者にまでカミングアウトを勧めるつもりはありません。差別の壁はきびしいですから。

再発以降のぼくは薬も欠かしていませんし、幻聴もほとんど消失しました。いわゆる「寛解状態」にありました。

ところが最近、インターネット上で「電気ショックの是非」について議論をして煮詰まってしまい、ぼくは十二指腸潰瘍《かいよう》が痛くなって、幻聴まで聞こえるようになり統合失調症が再発しました。

すぐに撤退して、薬を増やして寝るようにしたので、幸い入院するほど悪くはならずにすみましたが、もとに戻るのに一か月はかかりました。

過去との和解

ぼくが今の「寛解状態」となるのにも、孤独を癒《いや》すための「愛」が必要でした。発病前はずっと、誰もぼくを必要とせず、認めてくれず、愛してくれませんでした。

しかし、再発後に出会った今の奥さんは、どんなぼくでも無償で限りなく愛してくれました。ぼくがどんなに無理な要求をしても、どんな無理難題をふっかけても、まずちゃんと聞いてくれたので、やっと「ぼくは愛されている」と実感することができました。

それまでのぼくは「愛されるに値しない」と思っていましたし、実際に女性と付き合っても、愛されているという実感がもてませんでした。ぼくにとっては、「このままのぼくでも愛してくれるのだ」という確信が限りない癒しでした。

つらかったぼくの過去との和解でした。

人は孤独には耐えられない

このようなぼくの体験からも、統合失調症の発病の原因を脳の神経伝達物質の異常とする「脳の病気」ではなく、「こころの病気」であることは明らかです。ぼくの場合は、孤独とそのプレッシャーが発病の引き金になったことに間違いありません。

病気の原因として、このころの精神医学では脳の神経伝達物質の異常として説明する説が有力ですが、ぼくにはそうは思えません。

人は絶対的な長期にわたる孤独には耐えられないようにできていて、忍耐の限度を超えると自我の境界を壊してでも他人と交わろうとする、それが統合失調症の発病原因ではないかと思います。脳や神経の化学的、生理学的メカニズムがいくら解明されても、それだけでは足りない部分をもった病気が統合失調症だと思います。

提　案

お互いに文章をやりとりしませんか。「往復書簡」にしましょう

三好典彦

自助のために

Sさんの原稿を読ませていただきました。Sさんは、地方新聞のインタビューを受けたときに実名を公表して語られています。つまり、カミングアウトをされていて、そうすることがSさんの意志だとすれば、この文章も実名のほうがよいと思います。ただ、私のほうが気後れしていますから、このまま「Sさん」という表記にさせてください。

さて、Sさんの私への依頼は、書いた原稿の内容についてアドバイスしてほしいということでした。私はこの依頼を受けて、「私の考えが中途半端な形で反映されてしまうと、Sさんが書いたことの意味も台無しにしてしまうのではないか」と思いました。

そこでSさんに提案ですが、しばらくお互いに文章をやりとりしませんか。私は私の意見として書きますから、Sさんもそれについて遠慮なく書いてください。いわゆる「往復書簡」にしようということです。このSさんの文章は公開するものですね。だから、私の文章も公開することを念頭において書きます。

この往復書簡の目的は、まずSさん自身の自助のためです。そして、統合失調症を患う多くの人の自助のためになればと思います。

孤独であっても発病しない

Sさんが「孤独とそのプレッシャーが発病の引き金になった」と自らそう思うのだから、少なくともSさんにとってそれがこころの真実だと私は思います。

一方で「孤独が発病の必要十分条件なのか」、つまり「ある人が孤独だということだけで発病するのか」という疑問を私がもつことを許していただきたいと思います。というのも、Sさんの発病前の様子に「自らが孤独をプレッシャーにして、自分を追いつめている」ところもあるように感じるからです。

このことにこだわるのは、今を孤独に過ごしている人が「孤独だと統合失調症になる」と考えたなら、そのことがプレッシャーになって発病を促してしまうことを危惧するからです。だからその人たちのためにも、「孤独であっても発病しない」ということを強調したいと思います。これは、孤独のつらさを軽くみているということではありません。

「発病前のしんどさに比べると、病院に入ってラクチンにしていると妄想が出ても困ることはなくて、むしろ妄想のなかにいるほうが心地よかったのです」「病的になるとき、自分を後ろから押すというか、病気のなかに逃げ込む感じがあったのを覚えています」とSさんは語られていますが、それは実感のこもったものだと思います。そのように語る病者をほかにも知っています。

ただ、このことから「孤独より病気になるほうがましなのだ」と多くの人に誤解されることを恐れます。Sさんにとって、それほどまでに発病前の孤独感がきつかったということは理解しているつもりです。そのために死ぬことまで考えたことも、不自然なこととは思いません。

しかし、そのことと統合失調症が発病することとは、また別次元のことだと思います。それに、統合失調症となることは一次的に健康機能の損失であり、そして発病後の二次的な状況もまだまだつらいことが多いわけですから、医者の見地からは「発病するほうがまし」とは言えません。

もし過去に戻れるのならば、発病を回避することを考えながら、Sさんの発病前のつらさを和らげる努力を私はしたいと思います。

発病を回避することは、人のみが成し得ることだと思います。つまり、薬ではなく人間的な要素のみが発病を回避させることが可能と思っています。

これを逆さにすると、人間的な要素が発病の原因となるということです。再発についても、同じことだと考えています。だから、「発病の原因が脳の神経伝達物質の異常ではない」とするSさんの意見に賛成です。

しかし、発病に至る直接の要因は、人間的な要素ではあっても孤独と別次元のことだと私は考えています。

発病に至る直接の要因については、これから説明したいと思いますが、孤独はそれにつながる遠因の一つなのではないでしょうか。だから、Sさんの、「人は絶対的な長期にわたる孤独には耐えられないから発病につながる」という見方には同意したくないと思っています。

一方で、人のこころは「絶対的な長期にわたる孤独」に耐え難く、そのために自殺を考えることもあるということに私は同意します。だから、孤独のつらさに対して人間的な援助が必要だと思います。

しかし、「絶対的な長期にわたる孤独」のために、人の精神が失調することはないと思います。それはつまり、必ずしも「絶対的な長期にわたる孤独」のために統合失調症になることはないということです。

今から私が統合失調症をどう考えているか説明したいと思います。この説明で納得していただけたら、私が考える「孤独」と「発病」の関係を理解してもらえると思いますが。

こころと脳の活動

私は「人の脳は、絶対的な長期にわたる孤独には耐えることができる」と思いますが、「孤独を代償しようとする行為によって脳の活動が過剰になると、脳神経細胞の生理的な限界を超えることがある」とは思っています。その「脳の過剰な活動」が、統合失調症の発病を促進させる直接的な因子だろうと私は考えています。

そして、この脳の過剰な活動を引き起こす要因は人間的な要素です。人のこころが抱えている要素です。孤独もその一つであろうし、ほかの要因である場合もあると思います。

そこに、「通常は生理的な物質であるものが、過剰な脳の活動によって脳内に過剰に発生すると脳神経細胞に傷害的に作用する」というようなことが生じていると推測しています。

「過剰な生理的活性物質が細胞傷害的に作用する」という現象は生命体に多々あることです。生命体はそういう危険なものを内側に取り込みながら進化してきたと考えてよいのではないでしょうか。だから生命現象のあらゆる局面で常に微妙なバランスが形成されています。

たとえば、胃酸は消化のために必要な生理的活性物質ですが、過剰に分泌されると自らの組織を消化してしまって胃壁を傷つけます。これが胃潰瘍《かいよう》です。このころ健康番組でよく悪者扱いされている活性酸素も生理的活性物質です。これが過剰だと、さまざまな病気を引き起こします。同様のことが脳のなかにも起こっていると推測しているわけです。「脳の神経伝達物質の過不足」は、結果として発生したものでしょう。「脳の神経伝達物質の過不足」が、さらに脳機能全般を失調させる要因となる。このような悪循環が生じているように考えます。

これは統合失調症の原因の説明ではなく病態の説明です。糖尿病の病態はインシュリンの不足であるということと同じレベルの説明です。インシュリンの不足をもたらした原因は何なのかということについては、ウイルス感染による細胞破壊が原因と判明している場合を除き、通常は原因不明です。体質が関係しているのは明らかですが、それを原因だとはしません。

統合失調症の原因を脳の神経伝達物質の異常とするとしたら、発病があって、そして回復があることをまったく説明できないと思います。

このように、病態について生物学的な説明を強調するのも、治療上やはり「薬」は大事だからです。

しかし、「脳の神経伝達物質の異常」を原因と考えて、薬はそれを正常化するためのものだとは考えていません。統合失調症の薬物療法の目的について私は「脳神経の活動が過剰にならないよう抑制すること」と考えています。脳神経を保護するために活動を抑制して、傷害を受けて消耗した脳神経細胞の自然な回復を待つのが治療の意味だと思います。だから同時に、精神の安静も絶対必要だと考えます。

そして、回復後にも維持量の服薬を継続することが必要なのは、ひどい火傷《やけど》の後に再生した皮膚がそうであるように、回復した脳神経も脆弱性を抱えているからです。

しかし、発病を防ぐ目的のために「薬」は役立たないと感じています。再発の防止についても維持量の服薬だけで十分だとは思っていません。高度な精神的活動が不可能になるほどに薬物を高用量で維持すれば再発は予防できるかもしれません。

しかし、それは治療的に無意味なことだと思います。よりよい生活、よりよい人生のために統合失調症の治療はあるわけですから。

つまり、「薬」は大事だからと考えていても、何もかもが「薬」ですむとは思ってはいません。また、病者に進んで「薬」を服用していただくためにも、そこに必要なのは医者と患者の立場をつなぐ人間同士の関係の力です。

発病へと向かうプロセス

Sさん自身が語っていることから、Sさんが発病へと向かうプロセスで「脳神経細胞の限界を超えた過剰な脳の活動」があったことは明らかだと思います。Sさんにそのような活動を強いるものが、Sさんの抱えている「孤独感」だというのも、よく理解できます。その意味で、Sさんの場合は「孤独が原因」という言い方もできると思います。

しかし、ほかの人はほかの要因から、それぞれの抱える状況的要因、心理的要因が後押しして発病するように思います。

発病へと向かうプロセスで、常人には及びもつかない活動をしているのに、それに最も気づいていないのは本人である場合がほとんどです。本人はそこを顧みることができるほどの余裕がないし、危険の認識もないことが多いです。そして、なかには病後にも、そのときの自分にあこがれが残っている人がいます。Sさんにその気持ちはないでしょうが、それはあたかも「体内覚醒剤様物質依存症」のようで、そのような人の場合は再発の頻度が高く困ります。

このパターンにはまる人は、問題に対して常に正面突破を試みる極端に能動的な人です。逆に極端に受動的な人は、常に身構えていて、必要以上に緊張状態を持続させながら生活しがちです。そういう場合も「脳神経細胞の限界を超えた過剰な脳の活動」があると思います。

Sさんの場合に「孤独」が発病へと向かうプロセスとなったのも、Sさんが語っている「孤独のプレッシャー」からのように思います。「孤独のプレッシャー」を押し戻そうとすることが、結果的には、自らをいっそう孤独にしている痛々しさを感じます。そして、最終的にそれが自らを病気に追い込んだようにみえるのです。

これは普通の人間的なことですが、極端なことになって、生物学的に（社会的にではないことに注意）無茶な活動を誘発してしまったと思うのです。

逆に、「孤独はプレッシャーでない」と言う人もいると思います。「そんなふうに言う人は、生ぬるい孤独なのだ」という反論もあると思いますが、「極端に分裂気質の人は発病しない」ということが何よりの根拠だと私は考えています。この「極端に分裂気質の人」は想像を超えた孤独な生活をしています。

このことは、Sさんが発病という対価を払って得たものの価値を否定しているわけではありません。また、Sさんの生い立ちから生活歴まで、私はある程度知っているわけですから、Sさんの人生にほかの選択肢があったなどと軽々しく言えないと思っています。

それでも私は、「孤独はつらいことであるが、それをプレッシャーにしないことが可能である」ということにSさんの合意が得られることを願っています。そうであれば発病回避が可能だったと信じたいからです。

発病によって失ったものよりも、発病という体験を通して得たものの意味を強調する、そういうSさんはすばらしいと思います。大げさな言い方になりますが、Sさんは自らの「たましい」を救済したといってもよいでしょう。

そういうことを最も大事なこととして病者に向かう「心理療法」の立場と、精神障害の予防と治療を本分とする「精神科医」の立場にはジレンマがあります。それを私は内側に抱えて感じていますが、どちらかに偏りすぎないようにしようとは思っています。

なぜ甘えられなかったのか

今このときを孤独に感じて過ごしている人のために、Sさんには次のような私の疑問に答えてほしいと思います。

それは、「Sさんが孤独を感じていたとき、そこで誰かに甘えてはいけなかったのだろうか」ということです。さらに「甘えをどう感じて、どう考えていたのか。甘えることを否定していたのか、拒絶していたのか。それとも、甘えたくてもうまく甘えられなかったのか、あきらめていたのか」ということです。

「発病する直前には誰かに甘えたくてしょうがないのですが、それが叶わないから…」と語っているところを、さらにくわしく教えてほしいと思います。そして、そのことを「甘えたい気持ち」を中心にして見直してほしいということです。

このような、その時々の主観こそが個々の生活史上の現実だと思います。

今回の試みにおいて人を傷つけるところがあったら、それはSさんの本意ではないことと知っています。人を糾弾する場合は客観的事実を述べることが必要でしょうが、今回はそれが目的でありませんから、事実について多くを語る意味はあまりありません。いくら客観的な事実を積み上げても、主観的な現実を語ることはできないからです。

事実を語るにしても、主観的な現実のリアリティを補強する程度で十分だと思います。なぜならば、主観とは即ち「こころ」のことだからです。

統合失調症はＰＴＳＤ（心的外傷後ストレス障害）よりも、病者の抱える「こころのつらさ」が関与していると私は考えています。

今回の試みは「統合失調症の自助」を支援するものになると思います。ということは、この試みのためにもしもＳさんが再発するようなことになれば、試みそのものが無意味だということになってしまいます。

絶対にそんなことになってほしくないので、この試みのためにテンションを上げすぎないようにしてください。テンションの高さが、脳神経細胞に傷害的になるほどの過剰さになることを恐れます。

そうならないためには、緊張感や疲労感などの身体のセンサーを大事にしてほしいと思います。身体が休めのサインを出したら、素直に従って休息をとってください。それから、きつくて不眠が続くようなことになれば、この試み自体から撤退する勇気が必要だと思います。

病者と医者が対等な関係になった実感

社会に向かってカミングアウトしてきたＳさんと出会ってから、「治療を前にして病者と医者は対等な関係になった」という実感を初めてもちました。

そのSさんにおいても、「病気であることを認めるのに十年はかかった」ということですから厳しい現実だと思います。Sさんの苦難の歴史を踏まえたうえで今回の試みを語るべきでしょう。

それにしても、Sさんがどのようなプロセスを経て、自分の病気を理解して、病気であることを受け容れるようになったのか、教えてほしいと思うところです。

統合失調症における「病識」とは、いかなるものを指すのでしょうか。

医者でも病気について何を認識すべきか示すことができないのに、病者に向かって「病識がない」と言うことも、矛盾に満ちていて、気の毒なことです。実際には大多数の患者さんが何らかの形で病気であると思って治療を受け、自ら服薬もしています。

しかし、これまで「対等な関係」のすっきり感は体験したことがなく、新鮮な感じです。

Sさんとの間には、治療内容をお互いの前において、その目的と結果についてわだかまることなく話し合うことが可能です。

Sさんに人としての尊厳を感じるのは、Sさんの病気に対する態度にごまかしのない潔さがあるからでしょう。だからと言って、Sさんも必要以上にプライバシーをさらけ出すことはないと思っています。

孤　独

佐野卓志

寂しかったです。世界中でぼくが一番不幸だと感じていました

まず、ここまで深く心のひだに入る会話ができることに感動しています。これまでの主治医では、考えられなかったことです。内面を他人に話して、それをわかってもらおうなどと思いつきもしませんでした。歳をとって余裕がもてるようになって、はじめて可能なことでしょうか。ここからぼく自身の半生を振り返ってみたいと思います。

自分は最低の人間だ

母のぼくに対する教育は「うそをついてもいい、人からはよく見られるように」というものでした。

中学に入って、ぼくが性に目覚めて、心理的に葛藤する状況になりましたが、人にはいやらしい自分をさらけ出すことができませんでした。仲良くしてくれる友達もいませんでした。ぼくの本音を一番知っていたのは母でした。ぼくがいやらしい写真を集めたりするのを見つけては、ぼくをなじりました。それでも高校のころになると、ぼくも堂々と母の見える所にエロ本を置くようになり、母もあきらめてそれを捨てなくなりました。

でも、「自分は最低の人間だ」とずっと思っていました。

そのころ、ニューロックという即興演奏を取り入れたロックが一部のマニアにはやっていました。レッド・ツェッペリンのデビューアルバムを聴いたときには、重厚にして聴いたこともないような音楽にショックを受けました。それらにはまってからは、テストが終わると、二五〇〇円をもらってアルバムを買いに行くのが何よりの楽しみになりました。それを聴きながら、めちゃくちゃにピアノを弾いて、奇声をあげたりしていました。

歴史のレポートを書いたのに、それを出せずに持って帰り、父が後で学校に電話をして持って行くということがありました。次の日、先生が「レポートを出さなかった人は手をあげて」と授業中聞きましたが、ぼくはそのとき恥ずかしくて手をあげられませんでした。

みんなの前で目立つのが極端に嫌でした。

それまで成績は低迷していましたが、高二のときに突然目覚めて、勉強をするようになりました。登下校のときにも参考書を読んでいました。

しかし、東大に行くような人たちと成績が並ぶようになると、燃え尽きて、結局勉強が嫌になってしまいました。勉強は、してもしても限りがないことに絶望したからです。そのとき、自殺を考えましたが、小学生時代からの友達が付き合ってくれてやめました。

それから、「大学なんてバカバカしい」とニヒルな気持ちになって、大学に行く意味などないと考えるようになりました。

ぼくが通ったのは中高一貫の男子校でした。高校生時代には、音楽の趣味が合うクラスメイトを好きになって、そのことが相手に伝わりました。それを気持ち悪がられてぼくは避けられるようになり、友達のいなかったぼくにはそれが限りないダメージでした。

大きくつまずきました。

この孤独から逃れるために、多くのクラスメイトに近づいて友達関係を広げようとしました。しかし、みんなからは地に足がついていないと言われました。

当時、すでに下火になりつつあった学生運動にぼくは興味がありました。学生運動に興味をもつ人は挫折を経験した人が多いと聞いています。

同時にアメリカのヒッピーにもあこがれていました。彼らはベトナム反戦を訴えていて、世間での成功には背を向けて、コミューンという共同生活をしている人たちでした。

友達になってくれた人に迎えに来てもらい、自分の部屋を抜け出して夜の街に行ったりもしました。でも、喫茶店に入るくらいのことでした。お酒もこのとき初めて口にしました。それまでは親に無断で外出などしたことなかったので、夜の街が新鮮で、生きていることはなんて素晴らしいのだろうと思い、家の塀に口づけをして涙を流したりしました。

夜でも友達としゃべったりするのがうらやましくて、学校の寮に入りたいと親に申し出ました。そのときは、もう少しで卒業なのだから我慢するように言われました。早く自立することを考えて、卒業したら働きたいとも言いましたが、進学して跡を継ぐように言われました。

そのころ小学生時代に仲のよかった友達と再会して、その紹介で男女共学の高校に通う女性と知り合いました。その彼女と生まれて初めてデートしましたが、なんか、彼女は、ぼくなどよりも随分大人びてみえました。その後、彼女は京都の大学に進学して、ぼくは受験浪人となり、結局彼女とは手をつなぐこともないまま疎遠になりました。

まったく別の世界に生きている

ぼくは東京の予備校に行くことになりました。自分はまだ幼くて、大丈夫だという自信がまったくなく、とても不安でした。

予備校にはまったく行かず、前衛芝居を観にいったり、デモに加わったりしていました。しかし、デモが終わるとヘルメットを投げ捨てて帰り、参加していた人たちと友達になることはできませんでした。彼らと何を話せばよいのかわからなかったのです。

同じ高校を卒業して上京していた人もいましたが、その人とは話が合わなかったので、そのうちに足が遠のきました。

あるとき下宿の階段から転げて倒れました。そのころ、真っ黒い便が出ていました。そして救急車で運ばれ、十二指腸潰瘍《かいよう》といわれて輸血を受け、入院しました。

その病院の外科医の息子が医学生で、学生運動をしていました。ぼくは退院してから彼の家に足しげく通うようになりました。彼から学生運動の話を聞きたかったからです。

ぼくは彼の話をいつも黙って聞いていました。そのうちに彼はいやになったのか、あるとき「お前はホモか」と言ってきました。ぼくはそのことに激しく傷ついて、泣きながら下宿に帰りました。それっきり彼の家に行きませんでした。

後に、その彼は精神科医になったと聞きました。

その当時、ぼくは昼となく夜となく街を歩き回っていて本屋や古本屋に行っていました。そのとき感じていたのは、ぼくとぼく以外の人との間には膜があり、ぼくとぼく以外の人はまったく別の世界に生きているということです。

カップルが仲良く、本について話していたりするのを見て、うらやましかったです。でも、ぼくには女性との接点はありませんでした。それに、人としゃべるといっても、何をしゃべったらよいのかまったく見当がつかなかったのです。ぼくはただひたすら聞くだけでした。

同じ下宿の人が働いていたスナックに行っても、彼は誰とでも口から泡を飛ばしてしゃべっていて、ぼくはそれを聞いているだけでした。結局閉店の三時まで、ぼくは一言も口をきかず座っているだけでした。

ぼくは、自分一人だけが地下の落とし穴のようなところにスッポリはまり、頭の上の地上をいろいろな人が行き来しているというように感じていました。

そのうちに、その下宿の彼はどこかに引っ越して行きました。

心底、寂しかったです。孤独でした。世界中でぼくが一番不幸だと感じていました。人間関係のなかで暮らしている人たちとはまったく関係がなく、独りで存在していました。

それでもプライドは高かったです。何の根拠もなく自分の名前は二〇〇〇年残ると信じていました。

当時、よく夜の街を歩き回っていました。あるときふらりとストリップ劇場に入りました。舞台に女性が出てきて、ぼくは一番後ろで「おれの女になれ」という内なる声を聞きながら舞台の女性の目だけを見つめていました。女性はしばらく踊っていましたが、突然「腹が立つ」と言って途中で引っ込んでしまいました。

ぼくの自意識が彼女を怒らせてしまったと思いました。

世間知らずの甘ちゃん

あるとき、ぼくはほうぼう歩き回ったあげく、地下鉄に乗りました。電車はガラガラでしたが、ぼくは座るとなぜかプライドを失うような気がして、座席に座らず立っていました。座っていた男が「何で座らないんだ」という感じで、ぼくをなめるように見つめていました。

ぼくは次の駅で降りましたが、無性に腹が立ってきて、体中が憎悪でいっぱいになって、「あの男は死んだ」という思いが突然に込み上がってきました。

また別のときには、自主制作映画を見た帰りにふと後ろを向くと一人の女性が歩いていました。ぼくはその女性に話しかけて、知り合いになりました。後でその人が言うのには、そのときのぼくの表情は寂しそうで、今にも泣き出すのじゃないかと思ったと言っていました。

確かに毎日が寂しくてたまらなかったのです。その女性とも、最後まで男女のつきあいはありませんでした。そのときのぼくには、ありのままのぼくを愛してくれる女性などいないという確信がありました。

高校生時代にはエロ写真を集めたり、のぞきをしたりしたので、自分は最低だと思っていました。そして母は、性的なことで責める人だと思っていました。

だからか、「母の料理には毒が入っている」と思っていて、外食ばかりしていました。これも病気の出はじめだったのかと思い出します。

ぼくには「自分は世間知らずの甘ちゃんだ」というコンプレックスが強く、自立しなくてはと思い、親からの仕送りを断っていました。それで金がなくて、質屋によく通いました。ラジカセや時計を質に入れ、千円から数千円を借りることができました。

それを取り返すため、肉体労働のアルバイトをしました。肉体労働をしたのは、世間を知るためにふさわしいという思いからでした。

朝の六時ごろ、高田馬場の駅前に立っていると、手配師がやってきて、一日当たりの日当を告げられて、車で現場まで運んでくれました。地下鉄で現場まで行かされることもありました。仕事の後かたづけを終えてから、帰りに現場監督から日当をもらいました。

はじめのころは、仕事をそれほどきついとは思いませんでした。しかし、人としゃべれないことがつらく、人間関係をとり結ぶのがどうしても苦手でした。

この後には、少しは楽な仕事をと思って運送会社の助手や飲食店の皿洗いなどもしましたが、人とはうまく付き合えませんでした。

下宿では、ロックが好きでギターばかり弾いていました。それを大家さんが「うるさいから下宿から出ていって」というので、大家さんとけんかになって別の下宿に移りました。その下宿では、しゃべれるような友達は一人もできず、さらに孤立しました。一日中誰とも話さないことはザラでした。

ぼくの五十年間の人生を振り返ってみると、このころが最も寂しい一年でした。

統合失調症は人間関係の病

ぼくは、やはり「孤独とそのプレッシャーが発病の引き金になった」と思います。

ぼくのように寂しがり屋で、人を心から求めているのに求められない、この人間臭い孤独によるプレッシャーの場合、ぼくが考えたように、人は長期間の孤独に耐えられずに、自我境界を壊してでも人と交わろうとし、そのことによって、幻聴が出てくるのだと思います。

たとえば、電車に乗っていてちょっとかっこをつけていると、すぐどこからか幻聴が入ってきます。

「かっこわるい」「しばいくさい」。これらは自分の自意識が爆発したときに聞こえてきます。「こげくさい」。これは自分の自意識が相手の自意識と摩擦したときに聞こえてきます。「どんくさい」。これは相手の鋭角な自意識が自分の自意識とぶつかったときに聞こえてきます。

このように、統合失調症はまさに人間関係の病です。「こころの病気」であることは明らかです。そして、ぼくの場合は孤独が原因だと思います。

先生の「人の脳は、絶対的な長期にわたる孤独には耐えることができる」というのは、「成熟した大人の脳なら」という条件をつけたいのですが。

危機のなか

私にとっては、その夢こそが統合失調症理解の原点です

三好 典彦

Sさんの夢

私がSさんに初めてお会いしたのは、今から約五年前のこと、Sさんが私の医院を受診したことからです。

初診時のSさんにはいわゆる陽性症状はなく、十年来寛解状態を維持していて、これからも自ら病気の再発を予防していく意思がありました。

だから、医者である私の責務は、そのときからSさんの自助を援助することにありました。それでも、この五年間に何事もなかったわけではなく、少なくとも一度は明らかに危機でした。

Sさんが語った「最近の再発」のことです。

その危機が過ぎ去ろうとした直後に、Sさんはそのとき見た夢を私に報告してくれました。

私にとっては、その夢こそが統合失調症理解の原点です。

夢——

学校の必修科目として、三か月間で心身を鍛えるというプログラムに、ぼくは参加することになる。そこでは能力の限界に達するまで、どんどん速度を上げることを要求される。それはあらゆる能力を極限にまで高め、次々と変化する状況にも素早い判断と抜群の体力で対応できるようになるための軍事教練だった。

このプログラムを終了させるためには個別のキーワードが必要で、親切な人が「これが君のだよ」と教えてくれたけれども、自分はそれを確認できず見逃してしまう。そのためプログラムを終了させることができない。そうなると元に戻って始めることを永遠に繰り返さなければならない。

それで「もう年なのだから脱落してもいい」と思って薬を探すのだが、知っている薬が出てこない。ついに身体を痛め、精神には異常をきたし、帰って入院することを考えるが、プログラムからはどうしても抜けられない。部屋の隅にある栓を見つけ、それを取ると、スーと幻が消えて寒々とした光景がそこに現れる。「栓がリセットスイッチだったのか」と喜んだが、続きのプログラムだった。

（場面が変わって）自分は力尽きて歩いている。周りのみんなからは「負け犬」とののしられ、嘲笑される。そこに父が現れて、「無理だと思っていた」と言われる。

私はこの夢の話を聞いて、Sさんが本当に再発の危機のなかにいたのだと、肝を冷やす思いがしました。

現実のSさんはそのとき、それまでの論争を自らの手で引いて、私はレボトミンを処方しました。幸い早めだったため少量のレボトミンによって睡眠を確保でき、Sさんは比較的軽い再発ですんだと思います。

しかし、このように、病者の真の危機のときに医者は間に合わない場合が多いと私は思います。このことは、急性発症する疾患に総じていえることではないでしょうか。

医者が施していることは、その後の手当てなのだと思います。

だからこそ、病者に自助への心構えと病気の知識が必要なのです。

プログラムの暴走

統合失調症について「こころの病か、脳の病か」と議論することは、不毛なことだと思っています。その点、先の手紙に誤解を招く部分があったようです。

コンピューターを身近に利用するようになってから、ソフトもハードも、その両方が大事だというイメージをもつことが自然になってきました。

Sさんは、コンピューター関係の仕事に就いていたこともあるから、コンピューターのことに私よりもはるかにくわしいと思います。だから夢のなかでSさん自身に起こりつつある状況が、コンピューターの世界のイメージを象徴的に使って表現されたのだと思います。

現実に、プログラムが暴走してリセットすることもかなわず、強引に電源を切ると機械まで壊してしまうことは起こり得ることです。

人間の場合は機械よりも複雑にできていて、簡単に壊れてしまわないように、安全装置が何重にも機能していると思います。

しかし、その安全装置さえもこの夢のようなプロセスで失調してしまう事態が統合失調症の発病なのだと私は考えました。

このような状況に至るまでのプロセスは、人それぞれの個別的なものであり、人間的なものであり、主観的なもの（こころ）でしょう。私はそう思います。

Sさんの「最近の再発」も、「電気ショックの是非」をめぐる論争がきっかけであり、それに対するSさんの思いの強さが大きく影響していると思います。

そして、Sさんの思いは理解できるものです。

私とどこが違うのか

ところで、今回Sさんの発病以前の体験を知って、私は自分自身がその年ごろに経験したこととほぼ重なるように感じています。実のところ、かなり似かよった境遇であるといってもよいでしょう。

もちろん、自分、父親、母親等の人となりが違うわけですから、それが決定的に違いますが。

それでも、開業医の長男として生まれたこと、思春期の性に興味をもつようになるときのこと、友人関係のこと、父親の期待のこと、人前で目立ちたくなかったこと、等々、そのすべてについて身に覚えがあります。

しかし、私は自分が低級な人間であると、そこまで思い続けることはありませんでした。私とそんなに変わりのないSさんも、自分のことをそこまで低級と思う必要はなかったと思います。

Sさんは現在もそのように思っているのでしょうか。

私とSさんのどこが違うのか考えてしまいます。

世の中には何らかの理由で性的なことに特別過敏になり、性に対して潔癖になる女性がいると思います。母親がそうだったら…。このことは特別個人的なことなので、これ以上触れないほうがよいと思います。

しかし、たとえそうであっても、思春期の性への興味について「それは普通のことだ」と誰かがSさんに伝えて、「私は低級な人間だ」という思いが訂正される機会が早いうちにあればよかったのにと思います。

私に直接そのようなことがあったわけではありません。私はただ、周りの人を見て、周りもさほどに高級であるとは思っていなかったから、自分自身の低級さにも特別深刻にならなかったように思います。

Sさんと比べて違うと感じることは、Sさん自身も、Sさんの生きる状況についても、良くも悪くも、いろいろなことが私の場合よりも過剰だということです。

実は私も、Sさんが通ったという中高一貫校を受験しましたが、失敗しました。

私の場合も高二のころから結構真面目に勉強に取り組みましたが、すぐに成績は上がりませんでした。Sさんがしたほどの勉強ぶりではなかったのだろうと思います。それが幸いして燃え尽きることなく、そのまま一浪しました。

父親への反発から、中学時代に朝刊配りを試みて一日で挫折した経験があります。そのときは、「世の中、甘くはない」と痛感しました。

それから、その後ずっと「自分がこの世に通用する人間であるか」自信がもてませんでした。

Sさんはあるときから「自立」を強く意識していたようですが、私の場合はそのような言葉を使ってものを考えることはありませんでした。今になってみて「そのことが幸いしたのかもしれない」と思います。

「自立」を、もし「誰にも頼らず生きられるようになること」というように解釈したならば、それは結果として「孤立」を招くのではないでしょうか。

とけこみ難さの意味

Sさんの発病以前の「孤独」について私なりに考えたときに、中井久夫先生が次のように述べていることを思い出しました。

「(統合失調症が) もし何かに対する防衛だとしたら、催眠的な働きかけ (いわゆるマインド・コントロールもふくめて) への防衛ということが理論的にありうる、それが唯一の可能性だと私は考えている」(『こころの科学』第九十号より)

実はこれまで、その意味を理解できていなかったのです。それが今は謎が解けたような気がしています。

ご存知のように、催眠をかけるためには言葉による暗示が大事な要素となります。

そして、愛情そのものは言葉以前の「情緒」に基づくものでしょうが、母親が赤ちゃんを「よしよし」とあやすと、赤ちゃんにとってそれは「言葉かけによる安心感」の基礎的体験になるのだろうと思います。これを神経心理機能としてみると、「催眠的な働きかけ」のポジティブな面としてよいのだろうと思います。

そして「孤独でない状態」を考えたとき、それは「誰かとこころがつながっているという実感がある状態」だと思います。この感覚も言葉以前の情緒に基づくものですが、言葉でつながっていることを確かめることができればさらに効果的です。

そして、言葉は多くの人に対して同時に働きかけることを可能にします。それはとても効率的です。このことも神経心理機能としてみると、言葉による「催眠的な働きかけ」に近いものでしょう。

この働きかけによって「みんなと一緒だから、心地よくて安心」と感じることができたなら、その人は孤独と感じないでしょう。

その場に「催眠的な働きかけ」に抵抗する特性をもつ人がいたとしたら、その人は「自分は孤独だ」と感じてしまう可能性が高いと思います。

統合失調症の発病前から、周りの雰囲気にとけこみ難いことを悩む人が多いのは、このような理由も関係しているかもしれません。

このことを個人の特性ととらえたらどうでしょうか。必ずしもマイナスの特性ではないと私は思います。

「催眠的な働きかけ」には、マイナスの要素も大きいことは明らかです。中井久夫先生もその意図から、（いわゆるマインド・コントロールもふくめて）と注釈をつけたのでしょう。「催眠的な働きかけ」は集団心理につながるものです。そして、集団心理ほど怖いものはありません。いじめも大量虐殺も集団心理から生まれるものであり、人の劣等な側面であり、良心を傷つけるものです。

だから「催眠的な働きかけ」に対する抵抗は、決して劣等機能ではないと思います。ただ、そのために「孤高」を保つのはつらいことですが。

「課題」と考えると苦しい

友人、仲間、恋人、よき同伴者、よき理解者、そのような人たちに出会い、人生を共にできたら幸せなことです。そのことに議論の必要はないと思います。そうであることは、私の願いでもあります。人生がそうであることに最も高い価値を感じ、それを目的として生きる考えも理解できます。

しかし、「そうであることが人生の課題である」と考えたらどうなるでしょうか。その考えはすぐに強迫観念へと転化してしまい、その人のこころを苦しめる元になってしまうと思います。

このような私の考えをSさんはどう思うでしょうか。このテーマ自体、議論することの難しいものだと思います。

「孤独」そのものを正面からとらえて論じたものを私は見たことがありません。

そのうえ、Sさんにとって最もつらい部分に触れることにもなるでしょうからさらに躊躇《ちゅうちょ》されます。

私は精神医学の専門家ですが、「自我境界」という言葉を滅多に使いません。それは、自我境界を実感として理解することができないからです。そこが体験しない者の限界かもしれません。

通常、私とSさんが今行っているこのような試みは、「自我境界」に侵入しすぎると戒められることです。実際、心理的に侵入しすぎた結果と思われることとして、「主治医の声が聞こえる」病者もご存知だと思います。

Sさんはこのことをどう考えるでしょうか。

そして、Sさんが現在、このような試みを「侵入的」と感じるならば、ただちにこの試みは中止しなければならないと思っています。

発病

恐竜の骨や悪魔が出てきて、朝方ぼくは悪魔の子を出産しました

佐野卓志

どう甘えるのか見当もつかなかった

まず先生がお尋ねの「自我境界」についてですが、ある程度の孤独を元々もっている人には理解できないと思います。病者はこれがきわめて薄いのです。

つまり、元々はすごく人なつこく、誰にでも心を開き放しなのです。だから傷ついたりすると、心を閉ざしてしまい、深い孤独に陥るのです。

深い孤独を体験すると、孤独が保てなくなるときがきて、その人の心は開き放しになり、つまり「自我境界」が壊れてなくなってしまい、周りの視線や雰囲気に直接さらされて妄想や幻聴になるのだと思います。

ぼくは普段も怖がりなほうです。人一倍、人の視線や雰囲気に敏感です。

それから今は、自分もそう低級ではないと思っています。ぼくと他人を比べてみて、他人だってそんなに大したことはないと思えるからです。

人間も元々は動物だから、見てくれを上手に整えているだけで、社会的地位などがあってもぼくにとって何も関係ありません。

しかし、そう思えるようになるまではずっと、「他人はすごい」と思っていました。

今は、健常者というのは、自我が鋭角で、鉄板の鎧のようなものが皮膚の下にはあって、それで守られているように見えます。それが冷たいというか、心のコミュニケーションを妨げているような気がします。

ぼくが何でも過剰にやりすぎるということですが、ぼくは元々から熱中しやすい性格です。だから、ぼくは醒《さ》めた心をもっていませんでした。

醒めていると、何処かで「もういいや」とブレーキがかかるのですが、そういうことがまったくありませんでした。熱中しやすい性格はその後もずっと続きます。

幼いときは、目立たない、人前でしゃべられない、本当に変人でした。

これくらいの往復書簡の内容ならば、ぼくの自我は侵入に耐えられます。しかし、もっともっと侵入されるとわかりません。不安もあります。親友との付き合い方には慣れていません。

お互いの違いがわかったうえで、全面的に、どんなことでも話し合えるということが信じられません。ある部分だけでつきあうということは、結構普通のことだと思います。

親友をつくれるのは高校や大学の間だと言われています。そのころは、誰でも自我境界が薄いのかもしれません。

また、このころにできた友達と発病後もつきあいが続いていると、予後が良いといわれています。これもまた、自我境界の具合が関係しているのでしょうか。

それから先生は、「孤独を感じていたときに、そこで誰かに甘えてはいけなかったのだろうか」と疑問に思うようですが、ぼくはどう甘えるのか見当もつきませんでした。

ぼくにとって甘えるということは、わずかにできた友達を訪ねて行き、黙ってその人の話を聞くことでした。

このままだと自殺するか、犯罪者になるだろうという確信がありました。

世の中厳しい…

大学入学以後のことを続けたいと思います。

浪人生活一年で大学に入学しました。高校時代の同級生が大学の先輩にいて、アメフトをやっていました。彼は、

「大学時代は体力を鍛えておかなければだめだ」

と言って誘いましたが、運動音痴のぼくには遠い世界のように思えました。そのとき「彼は社会に出てから先のことまで考えている。すごいなぁ」と思いました。

ほかの人もかっこいいことばかりやっていて、ひたすら圧倒されていました。

そのころには、学費は親が出してくれていましたが、生活費は相変わらず自分で稼いでいました。それでも、肉体労働ばかりでは体がしんどく、自分としては人とのコミュニケーション能力が不足してると思っていたので、敬遠していた一般のバイトもするようになりました。

運送業のバイトをしたときには、ぼくがあまりに無口なために、運転手に「オレをバカにしているだろう」とくってかかられました。ぼくは何をしゃべっていいのか見当がつかなかったのです。それなのに、その運転手は「大学に行っているからと、頭がいいと思いやがって」とすごい剣幕です。ぼくは悲しくて、泣きながらバスで帰りました。

でも、そんなことにも、世間の人とまともにコミニュケーションがとれたという満足感を感じたりしました。

レストランで皿洗いもしました。そこのウェイトレスの一人がぼくに興味をもって、ぼく

の下宿に泊まりに来ました。そのときが童貞を捨てるチャンスでしたが、やり方がわからないまま彼女の体を撫でているうちに彼女は眠ってしまって、途方にくれたぼくも眠るしかありませんでした。目が覚めたときには、彼女はいませんでした。

レストランである日のこと、割れたガラスが流しに詰まって、それを取るように言われました。そしてぼくは、それを取ろうとして、指を切ってしまいました。指から血が出ても誰も同情などしてくれず、「世の中厳しいなぁ…」と涙が浮かんできました。

本当は学校をやめてバイトして暮らしたいと思っていたのに、それを親に反対されて、そして親の言うままに大学へ進学したので、「今さら勉強なんて、大学なんてくだらない」と思っていました。

大学の授業も「くだらない」と感じていたので、授業中に突然立ち、「授業がくだらないから出ます」と言って教室を飛び出して、その先生と口論することもありました。

ほかの学生たちは無駄話をしながら、つまらない授業をやり過ごしていましたが、ぼくにはそういう器用なまねはできませんでした。

忘れられないやさしさ

大学に入学して、まず真っ先に、ロックミュージックのサークルに入りました。高校生のときには、受験のために、やりたくてもできなかったことです。

そのときに、生まれて初めてドラムに触り、それからは、バイトのない日には一日中部室に入り浸って、ドラムの稽古をしました。授業中にも叩いていたので、うるさいという苦情もありました。

しかし、ぼくはそれを無視して力いっぱい叩いていました。このサークルでは、ギターを弾く友達ができました。しかし、その人はやくざな性格の人で、ぼくともしょっちゅうけんかしていました。

結局、一年間は授業にほとんど出ずに過ごし留年しました。

しかし、そのおかげでドラムの腕はめきめきと上達して、それは楽しかったです。二年目には、サークルの部長になりました。そしてレコーディングもこなしました。

そのころは数か月もお風呂に入っていませんでしたから、女子学生からは「くさい」と言われました。

ある日のこと、パーティーがあるというので誘われて行ってみましたが、ほかのみんながスーツを着て、バシッと決めていたのには驚きました。汚い平服のままの格好をしていたのはぼくだけでした。ぼくが座って独りで食べていると、ある同級生がぼくの頭に腕をのせながらほかの人と話し始めました。ぼくは腹が立ってパーティーを出ました。

ほかの同級生たちはみんな、昼食を職員食堂で食べていました。職員食堂はメニューが豊富でおいしいのです。でもそこでは、大勢の人が順番に並んで待っている前で、何を食べたいかを瞬時に判断して、食べ物を取らなければなりません。押し合いへし合い、混雑していて戦争のようでした。だから、ぼくはとてもその中には入れませんでした。そのために、昼食は、カレーとかカツ丼などのメニューを学生食堂で食べていました。そこは閑散としていて、いつも独りで食べていました。

そのようなことばかりのなかで、あるとき、ほとんど話したことのない同級生が「ぼくのノートを貸してあげるから、あきらめないで試験を受けよう」と話しかけてくれました。

ぼくはそのことにびっくりして、そのときは「いいよ」と断りましたが、今でも彼のやさしさは忘れられません。

その声の言うとおりに歩き回った

あるときから、ステージに上がって演奏をしていても、何か恥ずかしいような、消えたいような気がするようになりました。そのために、バンドを辞めて、授業に出るようになりました。それに、それ以上留年できなかったのです。

それまで、音楽に一〇〇%どっぷりつかっていたのに、それを一八〇度転換して、勉強のほうへと自分を向けなければなりませんでした。それで、それまでの音楽仲間との交際もやめてしまいました。

しかし、勉強に取りかかってみると、高校生時代にすでに勉強に燃え尽きていたので、まったく勉強する気になれず、勉強してもまったく頭に入りませんでした。

下宿に帰ってもじっとしておられず、毎晩徘徊《はいかい》していました。足の向くままにといえば聞こえがよいですが、実は、そのときすでに頭に声が聞こえていて、その声の言うとおりに歩き回っていたのです。

そういうぼくを見て、バスに乗っている人たちはどっと笑っていました。遠くからでも、電話ボックスの中にいる人が彼女と下品な話をしているとわかりました。

ぼく自身の考えもすれ違う人にわかって、その人はすれ違いざまに何かしら悪口を言って通り過ぎました。

漫然と歩いていると、頭の中の考えが流れ出して周りの人に伝わってしまうから、それを防ぐために頭を緊張させました。

そのために頭に力を入れて、血液を頭に上らせようとしました。

徘徊しているとき、ぼくには怖いものはありませんでした。やくざのような人に向かって眼を飛ばしたりしていました。

あるとき、満員電車に乗っていると、あるサラリーマンが降りるときにぼくにぶつかったのですが、その人は「失礼」と一言だけ残して行ってしまいました。そのときなぜか、「負けた」と思いました。

そのころは、眠らなくても平気でした。一晩中起きていていろんなものを見ました。恐竜の骨や悪魔が出てきて、朝方ぼくは悪魔の子を出産しました。

あるときは、電車の中で立っているとせんべい布団に寝ている自分の姿が見えてきて、途中で下車しました。

歩いていると、子どもぐらいの背の高さの貧乏神が道の反対側をついてきました。「貧乏だから仕方ないか」と思って、別に不思議に思いませんでした。

下北沢から池袋まで歩いて行き帰りしていました。

食事も行き当たりばったりになり、食事中も命令は聞こえていて「次はあのおかずを」と細かく指示があり、その通りに食べなければなりませんでした。

学校へは行こうと思っているのに、指示が出たために電車に乗れなかったり、乗れたときにも「あいつは毒蛾だから離れろ」とか、「くるくる回れ」などの指示が出て途中で下車したりしたために、大学に行き着けなくなりました。

幻聴は「バカ」「愚か」「ぶさいく」などの悪口が最も多く、また、何かすることが頭に浮かぶと、「それをしろ」と命令してきました。そしてしだいに、起きている間、絶え間なく幻聴が続くようになりました。

すれ違う人から聞こえてくる悪口を誉《ほ》め言葉に替えるために、緊張を強いられました。

たとえば、「かっこ悪い」という幻聴を振り払おうとして、「かっこいい」という幻聴で、自分を納得させることに力を使いました。

それでも、目覚めていながら夢心地のなかにいて、さらに幻聴があるために、それまでの厳しい孤独に比べればはるかに楽でした。

この病気が出はじめたころは、自分が自分の背中を押して、病気の世界のほうへと逃げ込んだような気がします。

家に連れ戻される

ぼくがそんなふうになっていたときに、大学に進学しなかった同郷の友達が訪ねてきてくれて、ぼくの惨状を発見しました。バターはかびていて、食べ残し、洗濯物、ゴミまでもが散乱していました。

友達は、垢だらけのぼくを風呂に連れて行ってくれました。そして、親に連絡を取ってくれました。

このときまで、一か月以上も一睡もしていませんでした。

連絡を受けた父があわてて飛んできて、大学の手続きを一緒にして、飛行機で帰郷しました。

大学では窓口の人がヒモでつながった三角定規を食べていたり、飛行機の中ではスチュワーデスのパンティがぐるぐる飛んでいました。その途中で、「ウニの瓶詰め」が無性に欲しくなって父に買ってもらいました。

自立しようとあがいた末に、このような形で家に連れ戻されるのがみじめでした。

帰郷してから、しばらくは家にいました。近くの精神科病院から往診に来てもらって、薬を服用しはじめましたが、あいかわらず、自分の耳がとんがって動物の耳になったりしていました。

これではラチがあかないと父は判断したのか、ぼくは九州大学病院に連れて行かれて診察を受けました。そして、即日入院と決まりました。

これが四年間の初回入院の始まりでした。

こころ

統合失調症になっても変わらぬものが精神の内側にあります

三好典彦

波長の合う・合わない

「どう甘えるのか見当もつきませんでした」というところに、私はSさんの「つらさ」が集約されているように感じました。正直に言うと、「取っ掛かりのなさ」を感じてしまいました。そして、私がそう感じたことが、Sさんの抱える「孤独」の深さを物語っているのでしょう。

ある人が温かい人の輪の中にいても、その人がそこで「孤独感」を感じているならばその人は孤独でしょう。

そして、「孤独感」を感じている人に対して周りの者はどうアクセスしたらよいのでしょうか。

「催眠的働きかけ」についてさらに考えを深めて、そのことの第一段階は「波長合わせ」ということに気づきました。

いわゆる催眠術では、術者の波長へと催眠をかけられる者の波長を同調させる導入の儀式があります。これは強引な「波長合わせ」の例です。

通常のコミュニケーションでは、催眠術のように強引な形で一方が一方の波長に同調させていることはなく、お互いがお互いの波長に「合わせっこ」をしているのだと思います。そしてお互いの波長が合ったときに「こころがつながっているという実感がもてる状態」になるのだと思います。

赤ちゃんのときの「いない、いない、ばあ」は、養育者の愛情を確かめる糧になっていると思いますが、同時に「波長合わせ」の訓練にもなっているのでしょう。二人の間には「波長の合わせっこ」があり、はずしたり合わせたりが自然と訓練になっているのでしょう。赤ちゃんは、この時期を経て、さらに成長すると言葉の意味を獲得し、同時に観念(思考内容)を発達させるようになります。

こういうことは、自分のお子さんの成長を見守ってきたSさんには言うまでもないことでしょうが。

動物の仲間同士が鳴き声を交わしている様子を見ても、お互いが鳴き声の調子を合わせているように思えます。そして、人の場合もコミュニケーションのなかで言葉の内容よりも波長を合わせることが重要な場合が多いのではないでしょうか。

このような「波長合わせ」こそが「情緒的なつながりの素」なのでしょう。前回の書簡で「言葉でつながっていること」について語りましたが、そのときの私は、このことを明確に認識していませんでした。

このようなことを考えたのも、Sさんの浪人時代のエピソードを読んだからです。集団心理的な事象の典型例のような学生運動の最中に身を置いていても、そのときのSさんの波長は「場の波長」とは合っていないと思います。こう指摘したことで気を悪くしたかもしれませんが、そうとしか言いようがないと思います。

集団で場のテンションが上がっているときにSさんのテンションは下がっており、外科医の息子のもとに足しげく通うSさんは、その人と友人となることを求めていて、(黙って話を聞いていたとしても)テンションが高いように思います。少なくとも、彼とは波長が合っていなかったのでしょう。

Sさんとの面接中、私はSさんに「波長の合わない硬さ」を感じることはありません。S

さんのほうは「波長の合わなさ」を感じることがあるでしょうか。

そうは言っても、私が「いつも波長が合っている」と感じているということではありません。正直に言うなら、「Sさんの調子が少々高すぎて合わないな」と感じる場合はあります。しかし、そういう場合でも面接のなかで時間が経ってくると、ツンツンと「波長の合う」感触がしてきます。

これはおそらく、Sさんの余裕が精神のテンションを緩め、発する波長がフレキシブルになっているのだと思います。つまり、こちらの感触を確かめながらの波長合わせが自然と行われていると思います。

波長のゆらぎ

これが「いつも波長が合っている」と感じるならば、それは一方が他方に対して調子を合わせすぎているのだと思います。調子の合わせすぎには違和感が生じます。

なぜなら、そこに存在するはずの他者性を感じなくなるからです。それを感じないときのほうが戸惑いが大きくなるのではないでしょうか。

生命体とのかかわりには、物体との関係と違って、必ず「ゆらぎ」があると思います。このことを、「魚でない物を引っかけたときと魚を釣ったときとの違い」と表現すれば、魚釣りを一度でもしたことのある人ならわかると思うのですがどうでしょうか。

波長の合い具合は、健康になるほど相対的なものになると思います。どちらかの一方に問題がある場合は少なくなります。

私はどちらかというと、高いテンションに合わすことは不得意です。それを私は、私の個性だと思っていますが、ある部分は職業的な要素でもあります（ご存知だと思いますが、平均して常にテンションが高い精神科医もいます）。

どちらがどうだろうと、お互いの間に存在する「波長の合わなさ」はコミュニケーションの障害になります。

しかし、極端に言うならば、必ずしもその時々に必ず「波長が合う」必要はないと私は思います。診察室の外の一般的な関係では、むしろそれが普通なのではないでしょうか。波長が合わなくても、相手に「自然なゆらぎ」を感じれば落ち着きます。いつかは波長が合うという可能性を感じるからです。

そして徐々に、時々は「波長が合う」こともあったりすると、その「ゆらぎ」を心地よく感じられて、そのときが実は最も幸せな気分になれるのかもしれません。

ところが、この「ゆらぎ」自体を不安に感じる人がいます。そのような人は、なるべく関係を固定的なものにしようとします。そうなると、「波長が合う」チャンスまで極端に少なくなってしまいます。

また、波長が合っていても、ずれ始めると修正がききません。ちょっとしたことが決定的なことになりがちです。何よりもお互いが窮屈となり、自然な関係を続けることが困難になるでしょう。そのようなことの積み重ねの結果、「孤独感」が忍び寄るのではないでしょうか。

「立派」を求めすぎている

Sさんは『心の病との闘い そして』（大石洋一著、文芸社）という本を読まれたでしょうか。著者の発病前の生き方をどのように感じられたでしょうか。著者は人生に対して積極的であり、社会的な能力も高く、友人もいて、日常的な感覚としては決して「孤独」とは思えないでしょう。

しかし、本人自身が「孤独」を感じていたと語っています。だからやはり、孤独だったのだと理解しなければなりません。

Sさんが発病前の著者と出会って、そして彼がアドバイスを求めてきたとしたら、どのように接するでしょうか。

私は彼が「立派な生き方」を求めすぎているように感じます。そのために、テンションの高い状態が長期間続いて、それは「ゆらぎ」がないほどの高さに張り付いている感じです。世間からは「立派だ」と評価されるから、気をおろしたくてもおろせなかったのでしょうか。そもそも、前向きの姿勢から「オリル」という発想がないようにもみえます。そして、著者のテンションの高さが、さらに「孤独感」を深める要因だったように思うのですがどうでしょうか。

というのは、立派すぎる考え方に多くの人はついていけないからです。だから「立派な考え」を建前として語ったとしても、「立派な考え」はまず共有されません。

あるいは、「立派な考え」が共有される場合には裏のことが起こると思います。ナチズムやオウムはその例です。日常的な次元では、少々後ろめたいことのほうが共有されやすいものになります。

たとえば、卑猥な話、うわさ話などです。これが「いじめ」や「差別」となった場合には、少々の問題ではなくなります。それでもこれらは、いくら「道徳」が禁じていても、「共有」を人が必要としているから、この世から消えないのだと思います。これが、大人となった者の関係の「のりしろ」なのでしょう。

後ろめたいことでなくても、秘密めいたことである必要があります。お互いが秘密を抱えることを共有するからです。

だから、このようなことにかかわりたくないと思っている人は、人と何かを共有したことによって「波長が合った」と感じる機会が少なくなってしまいます。

しかし、かかわりたくないと思っている人に、無理してでもかかわれとは言えません。また、無理してそのようにしたとしても、おそらく「波長が合った」という実感はもてないでしょう。

なぜならば、それはその人たちの「自分らしさ」ではないでしょうから。「自分らしさ」を守るために、「孤高」を覚悟しなければならないとしたら、どうすればいいのかと思います。

さらに、その時々には「場の雰囲気」というかなりやっかいな要素が加わってきます。それを刻々と「共有」できないと、「場の雰囲気から浮いた存在」になってしまいます。そして、そうなることに多くの人は恐怖を覚えます。そのために、テンションの高い集団のなかでは、必要以上に高いテンションを保ち続けなければならなくなります。そのことに神経を消耗させてしまいかねません。

また、場の雰囲気よりもテンションが高くなり過ぎたら、やはり「場の雰囲気から浮いた存在」となりかねません。

孤独を論じることは難しい

「孤独」を正面にとらえて論じてきたつもりですが、そうしながら本当にどうすればいいのかと思うようになっています。少し考えただけでもすぐに煮詰まってしまい、抜け出せない深みに入ったようです。

「孤独をプレッシャーにしないようにする」と考えたことを、今となってはとても恥ずかしく思っています。今まさに、論じながらプレッシャーを感じています。

アメリカの精神科医サリバン（薬物療法が本格化する前に、統合失調症治療において精神療法を中心に一定の成果を上げた人）が、「孤独は話題にしないほうがいい」と書いていたことを今さらながら思い出します。

私の考えがこのような袋小路にはまっている最中に、Sさんがタイミングよく、一つの夢を報告してくれました。

夢――

一本の面白いビデオを観ているところから夢が始まる。それはシリアスなものがお笑いとなり、それが再びシリアスとなり、またお笑いとなる。それを世界中の何千人もの役者が演じていて、終わることなく繰り返している。そのなかに自分も時々役者になって演じなければならない。（社会主義）運動もの、職業もの、戦争もの、お色気もの、なつかしき友情ものに、真面目になって取り組んでいるとすぐにお笑いものになってしまう。お色気ものに没頭してマジになっていると、それもお笑いになってしまう。そして再び、すべてのことがシリアスになり、またお笑いになる。そういうことが永遠に繰り返される。各国の役者はその国特有のコスチュームにそろえて、この定まったシナリオを演じている。

ところが、突然この定まった循環が崩れて、すべてがバラバラになる。台本もなくなり、すべての役者は即興で演じ始める。全員のコスチュームだけは一流のものだった。

Sさんも、この夢がとても印象深いものだったからと、報告してくれました。私もこの夢の全体から「生きるということの諸相の全体の姿」を感じました。

夢の前段の、定まったテーマが反復的に繰り返されている様相は、「意識だけを頼りに生きていること」の現れだと思います。

灯台のビーム光がそうであるように、意識のほうは一時点で一点しか照らすことができません。だから、意識が複数のことを扱うためには、複数のテーマを直列に並べて一つひとつ処理するしかないのです。

現在のコンピューターも同じように情報が処理されていると聞いています。このことは、統合失調症の人の生き方は精神を無理に統合しようとしすぎているのだという議論を思い起こさせます。

そして夢の後段において、この永遠に定まっているかのような構造が一気にばらけて、全員が即興的に演じはじめます。そのときに、ある時点では常に一つのことしか生じていないという単層構造が、重層的なものに変化したのだと思います。

Sさんは「そのとき、壮大な感じがした」との感想を私に述べましたが、そのときSさんの生きる感覚が質的に変化したのではないでしょうか。そこに多様な要素がそれぞれに常に生きている。「生きるとは、そういうことだ」と、私は感じました。そして定まったものが失われても、そこに構造がバラバラになる危険は感じられず、「全員のコスチュームだけは一流のものだった」ことからも「ゆるやかな統合性」が保たれていると感じられます。

多様な要素を含む全体が生きているということは、さまざまな波長が同時に重層性をもって発せられるということです。

即興的であるということは、波長がフレキシブルに反応して変化するということです。そこには生命体のもつ「多様性」と「ゆらぎ」が感じられると思います。そのさまざまな波長がランダムに交叉していると、確率的にも、波長が合う機会が増えるのではないでしょうか。これが法則に則ったものならば、全面的で恒久的なものになります。

しかし、それは無機的な事象だと思います。すなわち、人間的でないどころか生物的でもないということです。そこには生きているものがもつ暖かさはないでしょう。

Sさんは夢の前段においてそれを感じたのではないでしょうか。

つまり、Sさんは夢の最後に「多様性とゆらぎにあふれた生命世界」を実感したことで、前段の「定まった法則が支配する世界」が無機的なものであったことを改めて感じたのではないかと私は考えました。

Sさんはどう思われますか。

そして、Sさんの人生の前段も「定まった法則が支配する世界」の力が強く働いていて、

Sさんの「孤独感」はそこに由来するものだったのではないでしょうか。

「孤独」という言葉が問題

さらに私は、「孤独」という言葉自体に問題があると感じました。この言葉を使用してものを考えたり、語ったりすると、「孤独」という言葉だけが、精神のなかに悪性のがんのように増殖して精神を追いつめるように思います。

その人が「孤独感」を感じていたら、なおさらそうでしょう。その理由は、今ここで体験しつつあることで理解できた気がします。

というのは、「孤独」という言葉でものを考えると、思考が単層的になってしまうことを今感じています。「孤独」という言葉を発するとき、その人の意識は突き放した意識です。自らを冷たく観察する意識だからです。その意識で考え、語りあえば、ますます孤独感を深める結果になってしまうと思います。

この意味で、改めて、「『孤独』はプレッシャーになる」と私は実感しています。

だから私は、なるべく「孤独」という言葉を使わないようにしてその時々の思いを語ることを提案したいと思います。

「振り向いてくれなくて…」「思いが伝わらなくて…」「見捨てられそうで…」「みんなについていけず…」「取り残されそうで…」「話が合わなくて…」というように、感じたことをなるべくそのままの言葉にして「悲しい」「さみしい」「つらい」「心細い」を語ることが必要だと思います。

これらの言葉には、さまざまな波長が詰まっています。どんな文化でも、大人の年齢になって「つらい」「心細い」「さみしい」「悲しい」とは口にしづらいと思われています。特に日本ではそれを口にしても、「甘えるな」の一言で一蹴されてしまいそうです。そうなると自分が情けなく思われ、自尊心を損なったように思ってしまいます。それよりも、知識人は特に「孤独である」と語るほうが自尊心を保てそうな気がします。

しかし、「孤独」という言葉のほうが、人のこころには響かない言葉だと思います。その理由は先に「私が感じたこと」として述べた通りです。「悲しい」「さみしい」「つらい」「心細い」のほうが、たいていの病者に向かって、それが率直に響くことをSさんは知っていると思います。すぐに「甘えるな」と言いがちな健常者にも、その言葉は背中のほうから響くと私は思います。

なぜなら、「甘えること」をやせ我慢していると自覚している人が健常者だと私は定義したいからです。そして思いきってみんなに「悲しい」「さみしい」「つらい」「心細い」と言ってみるべきだと思います。

これらの言葉がまったく響かない人に出会ったときは、その人は半健常者なのだと思えば良いだけのことです。

この半健常者にこれらの言葉が響かないのは、自らのこころを鎧でガチガチに被って、ひどく防衛的になっているからです。その鎧というのが常識と言われる「支配観念」であり、半健常者はそれが支配する世界の住人です。そういう人がいることを、Sさんは経験的に痛いほどよく知っていると思います。

Sさんの「孤独感」の由来について述べたかったのはこういうことです。

半健常者には「波長のズレ」が感じられないから、その人はそのままでも平気なのです。しかし、周りの者は「波長のズレ」を違和感として感じられます。だから、感じる人のほうがなぜそうなるのか理解できず、混乱してしまうのです。

そうなったときに、その人も半健常者になってしまえばおそらく発病しません。

しかし、統合失調症に親和性のある人は、不幸にも（幸いにも？）半健常者にはなれない人です。Sさんが言うように、「こころが開きっぱなし」なのでしょう。

または、これもSさんが数年前に夢で見たイメージのように、「武器をもっていない人」と考えればいいかもしれません。「攻撃は最大の防御なり」というふうにはなれない人です。そのような人が、そのままでいることが許される環境ならば、あるいは武器をもたずとも自分を守ることが可能ならば、発病しなくてすむ…そうあってほしいと思います。

統合失調者のこころ

私は「統合失調症の病者だから、こころを感じない」と思うことはありません。理解を拒絶しているようにみえる「妄想」にも、その裏に「こころが隠れている」と感じます。そして、その病者の「こころ」の部分については理解は可能だと思っています。

それは、言葉にならない「思い」、あるいは「念」を感じると言ったほうが正しいかもしれません。意識がある限り、それはあると思います。

統合失調症の症状とされる「拒絶」、「病識がない」も、率直に「こころの表現」と受け取っていいのではないでしょうか。少なくとも表現されようとしている何かがそこにあります。そして、人のその部分には、正常であるとか、異常であるとかということ自体がないと私は考えています。

私は病者、健常者の区別なく、殺伐とした人をみると「こころが枯れているな」と感じます。その言動に対して「こころないことだ」と思うことはあります。疾患にかかわらず精神疾患の病者は精神の余裕を損なっていると思います。その余裕の損ないぶりの違いが疾患の違いであり、そのために精神の自由度が奪われていて、その程度が疾患の重傷度の違いだと思います。そして、そのような人ほど、その人の精神をそこまで追い込んでいくその人の「こころ」を感じます。

つまり「こころ」とは、たとえ精神疾患を患っていても変わることのないもの。それが「こころ」であると、そのように定義することを私は提案したいくらいです。

そして、「こころ」をこのように定義したい私は、「統合失調症の場合（そのような）こころが病んで障害をもつのだとしたら、病者とこころが通じなくなってしまう」というイメージをもってしまうので、私は「こころの病」という表現に違和感を感じてしまいます。

Sさんは、自らの病のことを「こころの病」と表現しますか。

この表現では、こころが通じ合わなくなってしまうイメージをもちませんか。

このことは「こころ」をどのように定義して、どのように疾患を表記するかだけの問題なので、それほどこだわっていません。

ここで私が強調したいのは、統合失調症になっても変わらぬものが精神の内側にあるということです。

だからそれが他者との「つながりの素」になり得て、そしてそこから治療が始まるのではないかということです。

Sさんが初めて入院してから回復するまでの間に、治療環境のなかでそういうことを感じた瞬間はなかったでしょうか。

癒し

孤独が病を促進させるとしたら、癒しは病からの回復を促します

佐野卓志

生きるための武器を求めた

初めての入院を体験してそれから退院して後のことですが、ぼくは先生のお父さんにも診てもらっていました。

先生のお父さんはテンションの高い先生で、こちらの症状がいいと上機嫌だったことを覚えています。診察日になると、なぜか、幻聴がなくなりました。特に診察室では幻聴がなく

て、説明に困ってしまいました。

先生は、お父さんに比べると、どちらかというとしっとりした雰囲気です。白衣を脱いで、セーターとズボンだけで診察室から出て来るときの表情が子どもっぽくて好きです。診察室では常に大人の顔だと思います。

ぼくも、今のテンションの高さは昔からのことではありません。高校時代はとても暗い、コンプレックスの塊のような生徒でした。

初回入院の後から、人と波長を合わせるときと、独りで過ごせるときの間を行ったり来たりできる、そういう「真の孤独」に目覚め、明るいひょうきんな性格に変わっていったのだと思います。それまでは、場の雰囲気などがまったくわからない、まるで子どもでした。精神が固かったです。

「武器をもたない人」というのはそのとおりです。

発病前は、羅針盤もレーダーもないために右も左もわからず、とんでもない世界に放り出されて、必死になって生きるための武器を求めていました。そして、武器を手に入れた、人の心が読める、声が正しい生きる道を指し示してくれると。

でも、入院して初めて、それが砂上の楼閣だとやっと思い知るのです。

それと同時に、友達と波長が合って一体感をもてる瞬間を探し求めていました。それを人からはホモのようだとみられていたともわからずに。必死の思いで、得られない一体感をロックコンサートの興奮のなかなどにわずかに見いだしていました。

そういえば、昔のぼくは自動販売機のおつりは確認するけれども、店員さんが出すおつりは確認しませんでした。

人を信じよう、機械など信じられないという気持ちでした。

孤独の癒しこそが問題

『心の病との闘い そして』を読みました。

この本の著者は、ぼくからみれば、文武両道のエリートです。ぼくはスポーツがからっきしダメで、勉強でも挫折したので、ずっと低級な人間です。でも、感じていた孤独はわかると思います。著者が発病後のコンプレックスをバネに、いろいろな仕事についてがんばろうとしたことは共通するものがあります。病気からおさらばしたかったのですね。

踏ん張って、病気を拒絶して、そして働けばもう病気ではないとぼくも思いました。

ぼくは、朝から夜遅くまでのコンピューターの仕事で挫折し、再入院を余儀なくされました。薬を飲むと、仕事中に頭がぼけてしまうので、勝手に飲むのをやめていました。再発して、病気から逃れられないことを悟りました。

著者は、最終的に福祉関係の仕事に安らぎと生きがいを見つけていきます。この軌跡はぼくにそっくりです。これは統合失調症の病者に共通しているものではないのだろうかと思うのですが。

ぼくも退院してから仕事と並行してボランティア活動をしていました。動機は、職場には真の友達がいないという寂しさを紛らわせることでした。

ぼくは手話から始めて、身体障害者の介護、そして精神障害者の作業所づくりへと発展していきました。

幻聴が消えても孤独の癒しこそが問題なのだ、こころの癒しがなければ真の寛解を得ることはないのだということではないでしょうか。

今でも健常者のなかにいるよりも、こころの病をもった人といるほうが落ち着きます。これもテンションの問題でしょうか。それとも病者同士の間に癒しの雰囲気が醸し出されるということでしょうか。

孤独が病を促進させるとしたら、癒しは病からの回復を促します。薬のなかった時代のサリバンの治療もそのようなものであったのではないでしょうか。

医学雑誌に「精神医学は外科である」と断言する医師がいましたが、大いに反発を感じるところです。

統合失調症の病者にとって侵襲的なさまざまな試みよりも、病棟に樹木を植えて、病棟全体が癒しの環境を整えることや、身体の診察を行うことがどんなに治療的であるか、その医師はわかっていないと思います。

社会全体のなかに癒しの雰囲気があれば、この病気の発病を防げるのではないか、という夢想すらもってしまいます。

工業化社会に突入してこの病気は一気に増えたという仮説を聞いたことがありますが、納得できるものです。発展途上国でのこの病気の寛解率は、先進国の二倍以上だと聞いています。これは大家族制に病者が守られていて癒しの環境になっているのだと思います。アメリカ的な日本も含めて、個人主義の国の断崖のような孤独が、病気を招いているのではないかと思います。

そして、個人に目覚めた混乱のなかで自立をめざすときである思春期にこころの危機があって、この病気は発病するのだと思います。これも、断崖へと人を追いつめていると思います。

これは、人間の発達にとって避けられないことなのでしょうか。思春期の嵐から、軟着陸できる環境にならないものでしょうか。

やはり「こころの病」と主張したい

「こころの病」というとき、「脳の病気」が反対語になると思います。

「脳の病気」となると、「科学的に説明可能なもので薬によって制御可能な病気」というイメージになると思います。そうなると、「三分間診療で薬を処方さえすれば治る」というイメージになります。

「決してそれだけではない。疲弊したこころが癒されなければ回復はない」と言いたいがために、ぼくは「こころの病」と主張したいです。

癒しのことを考えると、ぼくは何度も自殺願望があったことを思い出します。

高校時代は勉強のしすぎで燃え尽きてしまい、うつになって自殺を考えました。薬屋でブロバリンを買ってきたりもしました。

友達になってほしくて、小学生時代の同級生に連絡をとって、そのことを打ち明けました。ぼくがこれから飛び降りるというときに、ビルの屋上まで彼はつきあってくれました。そのとき、彼といっぱい話をしました。最後に

「じゃあ飛び降りてみろよ」

と言うので、ぼくは、

「これから先つまらないかもしれないけれど、生きてみる」

と彼に言って死ぬことをやめました。その友達を通じて、女性とも知り合うことができ、初めて異性の話し相手ができました。

しかしそのころは、女性との未来のことなど想像もできませんでした。彼女は京都の大学に進学して、後に一度遊びに行きましたが、それっきり会っていません。

それは高校生時代の、ほのかな癒しの時間でした。

ぼくは奥さんと作業所を開いたばかりのころ、奥さんは赤ちゃんを産んだ直後で、ほかにも事情があって参ってしまい、うつになって寝込んでしまいました。そのために、これらのことが一気に自分の肩にかかって、ぼくは生きることにくじけてしまったのです。ぼくにはこれらをどうすることもできませんでした。

奥さんは自分のお姉さんにＳＯＳを出しました。お姉さんは、作業所の世話から赤ちゃんの世話まで全部引き受けてくれて、思いつめていたぼくの緊張はだんだんと緩んで、死にたいということも頭から消えました。

作業所での人間関係で金を貸してほしいと言われ、親に金銭の無心をしましたが、拒絶されて、自殺を考えたこともありました。

そのときは「子どものことをよろしく」と奥さん宛に遺書まで書きました。包丁で手首を切りましたが、そのあまりの痛さに「どうしてぼくが一方的にこんな思いをしなくちゃいけないんだ」と考え、それなら親を殺そうと思い、母にタバコの火を押しつけました。

徐々に冷静さを取り戻すことができて、「殺人で一生刑務所で過ごせば今の奥さんや子どもとの幸せな生活を失う」と思い直しました。そして当時の主治医に電話をして、そのことを打ち明けました。

主治医は「それだけ客観的に人に説明できるのなら大丈夫だ」と答えました。やがて、奥さんとの平和な生活が戻ってきて、危機を乗り越えることができたのです。

平凡に生きる大切さを思う

　孤独は自殺を考えさせる契機となるから、突っ張って考え込むより、必要な援助と癒しを求め、それからなだらかに精神の背丈を低くするほうがいい。このようにつくづく平凡に生きる大切さを思います。

　ぼくは「突然のプレッシャーに対する弱さは、どうしようもないなぁ」と思っています。だから、できる限りプレッシャーを避けることが大切だと、今は思っています。

「プレッシャーを避けることが大切だ」と言ったばかりですが、このところ、精神保健福祉士の勉強にあせりを感じだしたこと、作業所の仲間の一人が不安定になって再入院することになったこと、そのため、作業所内がガタガタしたこと、そしてネットで「電気ショック」をめぐる論争をまたしてしまい、それで疲れてしまいました。気が抜けたときに、時々幻聴が入って来ます。少し休みたいと思います。

出立の病

「誰にも頼らずに生きようとしている姿」をみてしまいます

三好典彦

常に全力？

「テンションが高い」という表現について、私が前回通常と違うニュアンスで使用したので、Sさんの誤解を招いていると思います。通常では気分が高揚している状態のことを「テンションが高い」と表現するので、それも当然だと思います。

Sさんが出会ったときの私の父親も、私の記憶に残る普段の様子から考えると、そのような状態だったのだと思います。

改めて、私がイメージしていることをなるべく正確に表現しようと思います。それで「テンションが高い」の部分を「気が張りつめている」というように修正したいと思います。その意味は、気分の高揚より、「常に全力（フルパワー）を出して耐えている状態」のことです。音でいえば、大音量のことではなく、高音のことです。ピーンと張りつめた状態から、さらに過覚醒の状態となる少し手前の様子のことです。

Sさんの場合、高二のときに突然目覚めて（一念発起して）、猛烈に勉強を始めたときは、一時的に気分が高揚していたのではないかと思います。

その後にそのことに挫折を感じて自らに落胆して、自殺を考えたこともあるということですが、そのときのSさんが医学的なレベルの病気であったと私は考えません。誰しも、そういうことになれば、そうなりがちなことでしょう。

ほとんどの場合は専門家を必要とせず、個人的な関係が支えとなって、それによって切り抜けられる場合が多いと思います。

Sさんの場合も、友人に支えられてそのように経過しつつあったようでした。

それが、友人に悪気はなかったと思いますが、突然自分を人前にさらされることになってしまい、Sさんの他人に対する緊張レベルを一段高めたように思われて残念です。この試みも公開したときには、望んでしたこととはいえ、やはり「人前に自分をさらされること」になってしまいます。このことで緊張レベルが高くなることはないでしょうか。無防備に「自分をさらけ出すこと」は誰にとっても危険です。

「自立」を考えると危うい

Sさんは幼いころどんな子どもだったのだろうと思います。現在のSさんから想像すると、将来発病するとは思いもよらない、活発で子どもらしい子どもだったのではないでしょうか。

しかし、思春期の性の目覚め（健康なこと）から、不本意な「母親との冷戦」が始まり、そのことがSさんの緊張を高めたように思います。

その時期に「被毒妄想」らしきものがありますが、それはまだ「思い込み」のレベルで、統合失調症の「妄想」ではないと思います。というのは、対象が限定されていて、広がりがないからです。

Sさんの緊張を発病レベルまで押し上げたのは、やはり浪人時代だと思います。

Sさんに限らず、近代になって人は「個人に目覚め自立をめざす思春期」というように思っています。そのようにして確立した個人イコール近代人であり、そのような個人がつくる社会が近代社会なのでしょう。

「どうやらこれは幻想だったらしい」と、このころの私は考えています。そして、いつの時代のどんな社会にもいる生真面目な人が、この幻想を生真面目に受けとめて、生真面目に努力したあげくに発病するというのが、近代以降に統合失調症が増加した理由についての私の考えです。

日本に限らず、伝統的な社会では「一人前になるまでは自立していけない」ということだったはずです。そして親あるいは親方に反発していても、「早く一人前になって、見返してやろう」と努力したでしょう。

この努力は、おそらく、さほどに不健康とはならないことだと思います。だから現代でも、職人気質の者は統合失調症になり難いと思います。

伝統的な世界と切れた現代社会の大人は、「自立はしたけれど、さて私は何者なのか」と悩まなければならない個人となります。つまり、大人になっても「自我同一性の不安」がつきまとうことになります。これが、近代人の実像だと思います。

そして、このことに自覚的になって揺れている人は無害な健常者になります。

しかし、自我同一性の幻想に脅かされていることを否認して頑《かたくな》な人格になると、その人は防衛的な半健常者となって、周りの者に対して発病促進力をもつ他者となると思います。これが、近代社会の実像だと思います。

発病回避の可能性

思わず文明論を語ってしまいました。

いずれにしても、浪人時代のSさんには「誰にも頼らずに、特に、親には可能な限り頼らずに生きようとしている姿」をみてしまいます。しかも素手で…。

そこには、統合失調症が「出立の病」といわれる要素を感じます。ここで特に注目したいのは、「自立しなければならない」というSさんの意志、あるいは観念です。

Sさんがそう思ったときからSさんの緊張のレベルは一段上がったのではないでしょうか。

そしてSさんに「自立」への意志が強まるほど、Sさんは誰にも頼れなくなってしまい、「断崖のような孤独」へと追い込まれていく様子を感じます。そうであれば痛々しいことです。「孤独感」が、さらにSさんの緊張を高めたのだと思います。

Sさんの「自立」をめざす努力は、大抵の人なら「三日坊主」で終わりにしてしまいそうなことです。それをはるかに越えた月日にわたってそれを続けてしまったなら、特に脆弱でない人でも発病する可能性が高くなると考えられます。

それでも、ぎりぎりまで発病を回避することが可能なチャンスはあったように思われます。

それは十二指腸潰瘍《かいよう》による大出血です。普通ならば、そういうことになると、それまでのことを一旦おいて静養するでしょう。

しかし、最近は心身全体のことは別にして、潰瘍だけを薬で治してしまうので、いっそうやっかいなことが続くのだと思います。

夏目漱石も「胃潰瘍」と「神経衰弱」を抱えていたことをご存知でしょうか。

自律神経系は脳の制御システムから幾分独立して機能しているので、ストレスが身体症状化するのです。つまり、それが危機の警告になるわけです。

Sさんに離人症状が認められたときが、次のチャンスだと思います。離人症状自体が脳のシステムの直接的な保護機能の反応だと思います。これで守られている間に、精神科医、または心理カウンセラーによる有効なレスキューがあれば、どうにかなったのかもしれません。現実には確実にレスキューできる保証はありません。というのは、そういう場面でどうかかわれるのか定式はないからです。

発病前の状態には、再発時とは違って、不思議と薬も効果がないようです。だから、こころのつながりだけが頼りです。

体験者から見た「治療」との出合い

次回は、初めての入院治療時のことについて、Sさんに教えてほしいことがあります。それは、「病気」との出合い、治療との出合いについて、Sさんは体験者としてどう考えているのかということです。

Sさんのような「サバイバー」が、自らの体験に基づいてその種のことを発言することは、医療を提供する側も医療内容を自覚して改善するきっかけになります。

この当たり前のことが難しかったのが、これまでの医療でした。

「病気」との出合いというのは、Sさんが「自分または自分の周辺で何かおかしなことになっているな」とは思っていても、「病気」という発想自体がまったくないときから、「自分が病気である」と思うようになったプロセスの最初のきっかけのことです。そのどこかで「病名の告知」ということがあったと思いますが、Sさんはそのときそれをどう感じたのでしょうか。

「病名」について私は、病者と共有できる病名、治療イメージのもてる病名が理想だと思います。その意味ではこだわりがあります。「こころの病」という表現にも、治療イメージとのつながりにくさが気になります。

最近、「精神分裂病」という呼称が、「統合失調症」という呼称へと変更になりましたが、疾患の概念自体に変化はありませんから、治療イメージは説明しにくく、理想にはほど遠いと感じています。

治療開始当初に合意可能なことには限界があると思います。

Sさんの場合は、「拒絶的」(これも医療者側の一方的見方でしょうか)ではなかったのかもしれませんが、「混乱」していたと思います。そういう病状の違いによるとは思いますが、「こういう内容ならば合意可能かもしれない」という、体験者ならではのアドバイスはないでしょうか。

時間をかけて診る姿勢が重要だと思いますが、ついに合意を得られずに、やむをえず治療開始を宣言してその場を終わらすことになった場合、どういう宣言がいいと思いますか。「治療」との出合いについて、最初に医者から十分な説明も、それからSさんの十分な納得もなく開始されたと思いますが、どうだったでしょうか。そういう状況で投与された薬がどう効くのでしょうか。そのときの医療従事者の態度や姿勢について、振り返って治療的と思うこと、治療的とは思えないことはどうでしょうか。治療環境やほかの患者さんの影響はどうでしょうか。そこにも、治療的、反治療的があると思います。

入院

医者は患者の理性に働きかける「誠意」を処方すべきだと思います

佐野卓志

すごくラクチン

初回入院からのことを話したいと思います。

即日入院と聞かされ、ぼくは「ええっ」と思いました。看護婦さんが事務的に入院用具を売店で買いそろえ、ぼくを病棟に連れていきました。このとき、数人の職員が、おそらく逃亡を防止するためについてきました。

入院したぼくは、一日二〇錠から三〇錠くらいの薬を飲んでいました。

でも、過去に孤独のなかで努力してきた自分というプライドが残っていたので、自分がこんなに何もできない人たちのなかにいるのは間違っていると思い、絶望していました。

しかし、だんだん患者さんたちと話すようになって、ここがぼくの居場所なんだと思うようになりました。患者さんと友達になれて、その人と話す心地よさのなかで絶望感は氷解していきました。

シャバと違って、病棟では気を張っている必要が何もなく、すごくラクチンでした。薬でボーっとしていたので、いつもふらふらと病棟を歩いていました。

患者さんからは「昼行灯」と呼ばれ、看護婦さんからは「もっとしゃんとせんか」と言われていました。

このときの主治医になったT先生との面接では、「あんな幻聴があります、こんな幻聴があります」と、そればかり訴えていました。それで主治医は、少しずつ薬を増やしていきました。

そのために小便は、トイレの前に立って、最低二分から三分しないと出ませんでした。口の中がいつもカサカサに渇いていました。

さまざまな患者さん

いつもソワソワして落ち着かなく、うろうろしている患者さんがいました。

幸いぼくにはそのようなアカシジアは出ませんでした。

首が九〇度に曲がっているため、廊下の手すりを伝いながら歩かねばならず、そしてこちらがあいさつすると、くるくる回ってからしゃべり出すような、不便そうな女性がいました。

病室の自分の机の引き出しに、どんぶり一杯の薬を隠している人もいました。

いつもうつむき加減で、震えながら、すり足でそろーっと歩いているお爺さんもいました。

朝から布団をかぶって寝ている人もいました。その人はラジオ体操のときに無理やり布団をはがされて、いやいや体操をしていました。

暇があるとベッドの上に正座して、仏壇に向かって小声で南無妙法蓮華経を唱えている人もいました。

自室にこもって、新聞を細かくちぎっているお婆さんもいました。

「がんが怖いのです」「がんノイローゼなのです」といつも訴えている人もいました。

大学病院なので長期入院している歳をとった人はほとんどいませんでしたが、閉鎖病棟には東大を出てから三〇年以上入院している人もいました。

知り合いが開放病棟から奥の閉鎖病棟に移されると、間を仕切っている分厚いガラス戸を叩いてその人を呼び出し、大声で話したりしました。

これはそのうちに看護婦さんから禁止されました。

いつのころからか、夕食後に食堂で仲のいい人たちが集まって、茶話会を開くようになり、それは楽しかったです。

しかし、このことも看護婦さんから禁止されました。患者会ができるのを恐れたのかもしれません。

あるとき、怒って誰かを殴ったらしい患者さんが、看護士に両腕を抱えられて廊下を引きずられ、医療機器のようなものが置いてある部屋に消えていきました。

ぼくが個室にいたとき、ある女性の患者さんがドアをノックして「キスしてもいいわ」と言うので、ぼくは彼女にキスをしました。このことが後で大問題になり、厳重注意を受けました。

男女がそろって外出することは禁止されていました。だから時間をずらして外出し、行き先はでたらめを書いておいて、外で落ち合ったりしました。

やはり若い数人がそれぞれ行き先をでたらめに書いて外出し、それからみんなで太宰府へドライブに行ったことがあり、それはとても楽しかったです。

嫌だったことは、ほかの患者さんから「お坊っちゃんねえ、世間知らずねえ」といつも言われることでした。これは、深いコンプレックスになりました。

そして、自分がないということも悩みでした。そのころの日記には、そんな悩みをウダウダと書いてあります。

自分がないというのは、苦しみが深くそれから逃れたかったのが原因なのかもしれません。

入院しながら大学に通う

そのころは、もう思考を混乱させるような幻覚妄想状態ではありませんでした。

しかし、不意に入ってくる幻聴だけがいつまでも消えません。入院して二年経ち、元気も出てきて焦っていました。かつての同級生はどんどん上の学年になり、そして、社会人になりつつあるのに、ぼくにはいつまでも退院の話が出ません。輝く青春の時期なのに、病棟にいて、何もできないのは本当につらいことでした。親の面会のたびに焦りを訴えました。

それからようやく、そのころの主治医、H先生との話し合いで「状態もいいから入院中に大学を受けてみるか」という話になり、近くの工業大学に入学しました。

そして、入院中の病棟から昼間は大学に通うことになりました。

そのころはまだ、幻聴が少しありました。疲れやすさもあったため、授業をさぼって病院で寝ていることもよくありました。大学では年下の友達もできました。このころは授業中によく詩を書いていました。クラブは、大学祭の実行委員会に入りました。

授業が終わってから実行委員会に出て、夜に病棟に帰ると、「遅すぎる」と、いつも婦長さんに叱られていました。それに逆らって実行委員会に出て、病院に早く帰らないようにしていたので、「わがままだ」と言われていました。

そのとき、病院から離れていたい気持ちがすごく強かったことを思い出します。実行委員会の人たちはみんなぼくより年下でしたが、しっかりしていて「すごいなぁ」とコンプレックスを感じていました。病棟にも大学の友達が遊びに来たりしました。看護婦さんからは「あまり連れて来ないように」と言われましたが、無視していました。夜にラジカセでロックをガンガンかけていたら、他科の病棟から文句がきたこともありました。

H先生からは、「君ほど無防備な人はいない。もっと自分を守りなさい」「手綱を放すと、君はどこに行くかわからない」と言われていました。

しかし、そのころのぼくは言われたことの意味をよくわかっていませんでした。あるとき看護婦さんたちが病棟スタッフの忘年会の話をしていて、ぼくはそれを聞きつけて場所と時間を知り、学校の帰りに忘年会の会場へ行きました。

襖を開けると、一瞬、全員の注目を集め、婦長さんは「何しに来た」と言いました。ある先生は「こっちへ来い」と言って、お酒を注いでくれました。しかし、婦長さんの方は怒りまくって「早く帰りなさい」と怒鳴るので、ぼくは仕方なく泣きながらとぼとぼと病棟へ帰りました。

どうして忘年会にぼくが行ってはいけなかったのか、当時のぼくにはまったくわかりませんでした。

そのときぼくに情報を漏らした看護婦さんは、後で叱られたようでした。

三回生になると、退院して下宿生活を始めました。問題児がいなくなって、婦長さんもせいせいしたようでした。

そのころクラスの友達とは、普通に仲良く話しましたが、一、二回生のころと違って、どこか、おいてきぼりとなっている気がしていました。

みんなでどこかへ遊びに行こうというときなど、なかなか情報がまわってきませんでした。そして参加しても、無理に参加させてもらっている気がしていました。

単位も早いうちに取ったので、三回生のときの学園祭に副委員長として参加しました。

四回生では卒業論文のほかにやることがなく、実行委員会もOBになってしまったので、暇でしょうがありませんでした。部屋の掃除をしたり、料理をつくったり英会話スクールに通ったり、卒業アルバムの制作委員会に入ったりしました。

暇になると、自分には親しい友達がいないことに気がつき、寂しくなってしょっちゅう病院に遊びに行きました。

ある看護婦さんと親しくなって、ぼくの下宿に呼びました。その看護婦さんは来てくれて、大変嬉しかったです。

本当は、そのときに甘えて、ひざまくらをしてもらいたかったのですが、言い出す勇気がありませんでした。

後輩の実家に行ったりもしました。そのときは歓迎してくれましたが、友達関係という割には、いつもぼくからの一方的なアプローチの感じでした。

冬の東北に、二週間の鉄道乗り放題の切符を買って独りで旅行しました。「一緒に行こう」と言う人はいませんでした。

ゆっくりと南から周遊していましたが、そのために切符の期限が切れそうになりました。そのときぼくは焦って、青森行きの列車に乗りました。

乗車中にぼくは、「飛行船の中にいて、周りの乗客がひどくよそよそしい」という怖い幻覚に襲われました。このことは旅行から帰ってきたら治まりました。

旅行中に知り合った女性に、今から考えてみると意味不明の手紙を出したりしました。

大学の卒業論文は、同じゼミの人たちと徹夜で写し合いをして仕上げました。それで、めでたく卒業できました。

病棟に行ったとき、「すごいね、がんばったね」と、知っている看護婦さんが言ってくれました。しかし、当時はなぜそんなふうに言ってくれるのかわかりませんでした。

ソフトな精神科医療との出合い

治療との出合い、病気との出合いについてですが、ぼくの場合それは比較的ソフトなものでした。

入院したのがまず、当時先進的な開放治療を行っていた九州大学病院でした。

医師はあくまでも紳士的でした。

開放病棟は他科と区別なく自由に出入りでき、病棟から離れて自由に電話もできました。

入院する前には、近所の精神科病院から往診してもらい、投薬も受けていました。

これが往診もなくていきなり入院させられていたら、山の中の収容所のような病院に連れて行かれていたら、ぼくもパニックになっていたかもしれません。また、そのときのぼくは病気のためにフラフラで反抗する気力もありませんでした。

こういうソフトな精神科医療との出合いがよかったのではないでしょうか。

また、高校生時代の挫折から、ある程度はあきらめることを知っていました。

病識がない証拠として幻聴などを正当化していると本に書かれていますが、ぼくはほかの患者さんたちと比較して、幻聴は病気であることを理性の二〇％くらいでわかっていたと思います。

自分で自分の背中を押すようにして、孤独のつらさから幻覚妄想の世界へと逃げ込んだことも、理性のどこかでわかっていました。

あと大きな要素だったのは、ぼくが本当に世間知らずで、「精神病」ということに無知だったということです。

初回入院時のぼくは、自分の病気を差別するような予備知識をまったくもっていませんでした。

そのことが大きいと思うのは、三十歳で再入院する前に親が薬を勧めても、「もう治ったから、薬も飲まない」と頑なになったからです。そのときはぼくも世間の差別意識を受け入れていて、病気と一線を画していたかったのだと思います。

幻覚妄想状態でも理性は残っている

もしぼくが、病気のために興奮していて治療が始められなかったとしても、幻覚妄想状態でも理性は残っていますから、あくまでも治療合意をめざして辛抱強く説得を続けてほしいものです。

精神病といわれることは、当事者にとってはがんの告知にも等しいものですから、最低一～二時間、一回だけでは諦めないで説得してほしいものです。当然、そのほうが予後がいいはずです。

医者は家族とグルにならずに、患者のほうを向いて、患者の理性に働きかける「誠意」を処方すべきだと思います。

理想的には、医者が説得した後に、看護者が患者の興奮が治まるまで付き添うことだと思います。

しかし、それが現行法に基づく看護体制では無理だというならば、とりあえず保護室でしょうが、それにしてもあの殺風景さは何とかしてほしいものです。諸外国ではもっと潤いのあるものだそうです。

この病気で入院する必要がある場合、その人は重病人なのだから、最低でも一般科並み、できればそれ以上の看護体制を整えてほしいものです。

ぼくのこころの最も深いところの問題である「他人への信頼感」の回復のことを考えると、九州大学病院の看護婦さんがオフのときに買い物に付き合ってくれたり、退院してから遊びに来てくれて、一緒に時を過ごしてくれたことが何よりよかったと思います。

高校生のころから常識的な考えのある人にはわからないかもしれませんが、ぼくの「自立」への思い込みは、「ぼくは本当に、徹底的に何も知らない、子どもっぽい人間だ」という強烈なコンプレックスによって裏打ちされた焦りです。そこから抜けるためには「自分の世界をもち、自活しなくてはならない」と思っていました。

高校在学中は、独りでは寂しいから寮に入りたいと思っていました。さらに、高校を卒業したときには、自活するために働きたいと思っていました。そのどちらも親に反対されて、結局挫折してしまいました。

このときにぼくの意志が通っていたなら、発病は避けられなかったとしても、もっと病気は軽いものだったかもしれません。

告知されたとき

ぼくに告知された病名は、最初は「自律神経失調症」とかの、いいかげんなものだったと思います。

本当の病名は、ぼくが記憶する限りでは、入院時の外泊中に親が告知したように思います。

親は、

「分裂病だ」

と告げ、

「だから、もう一生働かなくていい」

と言いました。

そのときぼくは、

「思春期挫折症候群とか、そのような病名に違いないのだから、働くんだ」

と反発して、猛烈に言い争った記憶があります。そして、発病時に通学していた大学も、欠格事項に引っかかるからダメということをなかなか受け容れられませんでした。しかもぼくに相談なく、親が退学手続きをしたことに相当反発しました。

そのようなことがあったから、「自分が生きるための金は自分で稼ぐのだ」と、工業大学を卒業してから猛然とバイトに向かっていったのだと思います。

「統合失調症」と病名変更があり、一方で、「心神喪失等の状態で重大な他害行為を行った者の医療及び観察等に関する法律(心神喪失者等医療観察法)」が成立しました。これは差別をあおるものです。このように実質的に差別があるのに、そのことに手を付けずに病名だけを変えたとしても、何にもならないと思います。

だからぼくは、これまでなじんでいる、今まで通りの「分裂病」という病名を普段は使っています。

甘　え

この要素がなければ人とのつながりを回復することは不可能です

三好　典彦

治療的な雰囲気

Sさんにとって九州大学病院での入院治療の体験は、総じて治療的なものだったのだろうと思います。

しかし、これはあくまでも医療を提供する側からの感想です。ということは、これだけで終われば医療者側の自画自賛的なものにすぎません。

当然のこと、Sさんには不満もあり、我々には見えていない問題点も多々見えていると思います。それをSさんに語ってもらいたくて、私はこの試みに参入しています。

Sさんの話からは、当時の九州大学病院には「先進的医療を試みている」という活気を感じます。

この場合の先進的医療というのは、病棟の開放化のことです。

この試みは、今では普通に「するべきこと」となっていますが、その当時の水準からすると「先進的なこと」であると思います。

そして、「我々は先進的な試みを行っている」という医療者側の活気のなかで、病棟には「治療的な雰囲気」が宿っていたと思われます。

精神科治療において、病者に対して治療的に働きかけている真のものは、この「治療的な雰囲気」ではないかと私は考えています。そして、さまざまな精神療法の方法は「治療的な雰囲気」を活性化するための工夫ぐらいにとらえています。あらゆる方法が、方法論の差を超え、同等の成果を上げて、また、その程度の差でしかないのはこのためだと思います。

だから、ある治療法が開発されている時期の治療成果は、特別なものがあると思います。駆け出しの医者のほうが、経験のあるベテランの医者よりも、時によってはいい治療成果を示すのもこのためだと思います。

方法も経験も、いい「治療的な雰囲気」を保つためには「手入れ」が必要です。「手入れ」

を怠っていると、それはすぐに反治療的なものに変質しかねません。

また、Sさんの体験を聞くと、看護スタッフの治療的な影響力の大きさを、改めて実感します。

看護スタッフの力

病棟にいる人間の数は、入院患者さんを除いて最も多いのは看護スタッフです。場の雰囲気は、その場にいる人間がつくるものでしょうから、看護スタッフのもつ雰囲気が「治療的」であることが、入院治療を意味あるものにするうえで、決定的に重要なことだと思います。

Sさんのこころに残っていることも、看護スタッフとのかかわりが最も印象深いのではないですか。医者である私としては、多少複雑な思いですが。

これは、「看護者こそが治療者である」ということですが、このままでは誤解を招くと思います。そのために付け加えると、私は「看護者が精一杯気持ちよく看護できてこそ、最も治療的な存在になる」と考えています。

看護者は看護に専念してこその看護者です。もし看護者が治療を意図し、そう構えるのなら、その人はもはや看護者ではありません。

そして、看護スタッフに看護に専念してもらうためには、治療全体の責任を医者が背負わなければならないのだと思います。看護スタッフの治療にかかわっているという志気を高める役割も医者にあります。病棟の物理的な環境も重要でしょう。

病棟の環境は、患者さんに対してだけでなく、医療スタッフ側にも影響します。物理的な環境を整えるのは経営者の責任です。ひいては、医療経済を考える行政の責任、それから、それを支える国民の責任です。

しかし、そこにビジョンを示すのは医者の責任と思っています。

以上のような感想をひとまずもちました。

しかし、私としては、Sさんの病気の回復に寄与する点で、医療スタッフ側の姿勢、態度、言動において具体的に何がよかったのか、どこが悪かったのか、今から考えるとこうあればよかったと思うことについて、たくさん知りたいところです。

そもそも、病者自身にとって病気から回復するプロセスは、内的にどういう体験なのでしょうか。外に現れて我々が知るところとなる症状の推移のことではありません。

最初にあった「こころの苦しみ」はどう変化したのか。それは何も変わらないのか。病気中にあった「精神機能の障害」はどのように回復したのか。後遺症は残っているのか。病気の回復途中に「新たな苦しみ」を体験しなかったのか。さらに、クスリがそれらに対してどう関与するのか。クスリの影響力が治療的な意味をもつならば、それは体験的にどういうことなのか、等々です。

「甘え」こそが社会性の基盤

話は変わりますが、Sさんは自分に「世間知らずの甘ちゃん」というコンプレックスがあったことを、これまでにも何度も語っています。

それなのに、私は前回の手紙において無自覚にも、「子どもらしさはポジティブなこと」を当然として語っていました。だから、Sさんも当然のこと、「子どもらしい子どもだったのではないか」という私の見方を、むしろ「それが自分のコンプレックスなのに」と思われたのではないのでしょうか。

自分自身のそういう無自覚さに、私はSさんと私との間にある埋めるべき距離を感じました。

「自分は子どもっぽい」と自覚しているSさんも、そしてそのうえで「(自分はそうだからこれからは)自分の世界をもち、自活しなければならない」と考えるのも、年ごろにふさわしい健全な意識と思います。

しかし、その健全さがこのようなことになるのは、どういう理由なのだろうかと考え込んでしまいます。

Sさんが考えているように、大人になるにつれてするはずの体験を早くから少しずつ積み重ねていたならば、違うなりゆきがあったかもしれません。そのように考えるSさんに、親の過保護、あるいは過干渉が自分の成長を妨げていたという見方があるのでしょうか。

このことを、私は次のように考えます。

人間社会で常識的には健全とされる考え方は、むしろ健全であるがゆえに、Sさんにある、自然界の生命体としての本質の部分を傷つけていたかもしれないというようにです。

「性」についての「過剰すぎる健全な意識」も場合によっては、性によって生を営む生命体としての本質を傷つけてしまうことがあるように思います。

「甘えは、哺乳類の生命体としての本質である」という考えに、異論はないでしょう。何しろ「哺乳する動物」ですから。ならば、「甘えを否定することは、哺乳類の生命体としての本質を傷つける」ということにも納得していただけると思います。

人の場合、甘えを否定してしまうと、他者との情緒的な関係の基盤を失う可能性があります。また、他者との情緒的なつながりは、大人になると必要なくなるものではないでしょう。

つまり「甘え」こそが、大人になっての社会性の基盤になると考えます。

しかし、たいていの大人はなぜか簡単に「甘えてはいけない」と言います。

私が考えるその理由は、「甘えはみなが欲しいから、奪い合っているものだから」ということです。

つまり、「甘えてはいけない」と言う人は、「私が甘えたいのだから、あなたは甘えてはいけない」を省略して言っているのだと思います。そして、ことあるごとにそう言う人は、甘え足りていない人なのでしょう。

甘え足りている人にとっては、甘えを激しく奪い合う必要がないために、それを他者と分かち合うことが上手になり、そういうことを「社会性がある」というのだと思います。

「甘え」という言葉は、「愛」に比べれば、身体的な感覚をともなう点が良いところです。サリバンが「甘え」という言葉を知っていたならば、その考えも説明しやすかったのではないかと思います。

私の考えでは、コンピューターにたとえると、「甘え」は基本システムです。その基盤に、「どのように甘えるか」「どう適切に甘えるのか」「どのように甘えを分かち合えるのか」というアプリケーションのプログラムを成長に従って組み込めれば、いわゆる社会性が身につくのだと思います。

「甘え」について、私がこのような考えをもっていることをご承知願えればと思います。このことを前提として、私はSさんのことを考えています。

人とのつながりを求める気持ち

「どう甘えるのか見当もつかない」と考えているSさんのことを、他者は「甘えん坊」のように思う。

このジレンマは、Sさんを何とも困った状況にさせると思います。そこにどのようなことが起こっているのでしょうか。

この疑問に対する私の回答は、「Sさんに甘え方がわからなくても（意識されなくても）、自然に甘えが表出されていた」ということだと思います。

そのことをうすうすは感じているからこそ、Sさんは「そのような自分は子どもっぽい」と感じてコンプレックス（恥？）に思い、こういうことになるのは「自分がないからだ」と考えたので「自分の世界をもち、自活しなければならない」と決意した。

このようにとらえてよいでしょうか。

それでよいのなら、Sさんは明確に意図していないかもしれませんが、「甘える自分を否定して、甘えを絶つ決意をした」ということになるのではないでしょうか。

ところが現実は、Sさんの人とのつながりを求める気持ち（甘え）は、「孤独」を恐れる気持ちに変化して、むしろ強まっているようです。私はそうなると思います。なぜなら、人が人とのつながりを求める気持ち、つまり「甘え」自体は自然で健康なことだからです。だから、いくらSさんが「甘えを絶つ」ような決意をしたとしても、「甘え」は形を変えて、もっと強力になって表出されるのです。

しかし、このようなことになってしまったことが、Sさんにとってジレンマになったと思います。

このようになった背景に、親との関係があったことは、重々承知しているつもりです。Sさんが「自分が無い」というのは、親との関係のなかでそう意識しはじめたことではないでしょうか。「だから親から離れて距離をとる必要があった」ということなら、そのとおりだと思います。

しかし、「そのための遠心力がつきすぎて、宇宙にまで飛び出した」というのは、以前に私がたとえたことですが、今もそのように思っています。

Sさんが親との関係において意識したのは「自分（アイデンティティ）」という次元のことになると思います。だから、そして、その内側にはこころの領域があって、その中心部分に「甘え」があるはずです。Sさんが「（こころの）苦しみ、傷が深くそれから逃れたかった」と感じるほどの痛みだった理由は、それがこのこころの中心部分から発した痛みであった以外に考えられないと思います。

つまり、傷の深さは中心部分にある「甘え」の領域にまで達していたと考えなければならないでしょう。

「Sさんは本質のところで健康だから発病したのかもしれない」という、一見すると、矛盾していることを私は考えはじめています。

Sさんの「甘えが自然に表出する」という要素はSさんのコンプレックスとなり、Sさんを発病に誘うもとになったと私が考えていることは先ほど話しました。

しかし、私は一方で、「甘えが自然に表出する」という要素がSさんにあるから、そのことが病気の回復のための礎になったのだと考えています。

というのは、この要素がなければ人とのつながりを回復することは不可能だからです。それはSさんのもつ基本システム（甘え）がずっと正常に機能し続けていたということです。愛情には束縛がつきものという意味で、愛情には本質的に両義性が内包されています。簡単にいえば、プラスもマイナスもあるということです。

Sさんの親との関係について、そこに考えられるのは両義性の範疇《はんちゅう》を越えた、両価的なものです。それは混乱をもたらす要素です。

Sさんの内側には「甘え」と「拒絶」が同時に生じて混乱しているようです。「愛情」は与える側の言葉です。だから、与える者がその両義性を理解しないと、すぐに両価的なものに変質してしまうのだと思います。

その点、「甘え」は本来甘える側の言葉ですから、ややこしいことを考えなくても、自然が一番と思います。

Sさんは、「こころの苦しみ」が極限に達したのは高校生時代だったということを、実感をこめて繰り返し強調されています。その苦しみから逃れるために暴走が始まったというのも、ここにきてよくわかる気がします。

サリバンが「統合失調者にとって不安よりもさらに恐ろしく、何としてでも逃れたいのは孤独である」、「統合失調者はこころの平和を求めて邁進する」と言ったとおりのことが、Sさんの身の上に生じていたようです。

そういうことを理解せずに、我々が「病気こそが苦しみだろう」と考えて治療にあたるとすれば、「無知の悪」そのものになりそうです。これは熱心な治療者ほどかえって落ちてしまう、そういう落とし穴のような気がします。

しかし、やはり私は発病してほしくないと思い、病気からは回復してほしいと思います。これは本心であり、ジレンマです。ここには治療のもつ両義性が現れているのでしょう。このことを自覚しない治療者は、病者にとって二番目の両価的な存在になってしまう、自分がそうなったら他人のことをとやかく言うわけにはいきません。だから、このことは肝に銘じておきたいと思います。

発病をくい止めるためには、暴走しはじめる前のところでSさんを制止しなければならないと思います。これは、原理的には可能だと思います。

しかし、これがSさんのこころのことだからこそ、困難な仕事になりそうです。

今のSさんが、当時のSさんに出会ったとしたら、制止できそうですか。

Sさんの言葉に勇気づけられる

前回の「武器をもたない人」という表現は、間違っていたのかもしれません。正確には「武器を使い尽くしてしまった人」ではないかと思います。

というのも、当時のSさんはこころの苦しさから逃れるために、つまり「こころの平和」

のために、孤独な戦争を開始して、手持ちの武器をすべて投入している感じです。私は「こころの平和に向かって邁進している」姿をそのようにイメージします。そして、この「邁進」をとめなければ、「こころの平和」は訪れないと思います。

そして、武器をあらかた使い尽くしてしまったときが臨床的な発病なのでしょうか。今回の書簡にSさんは「幻覚妄想状態であっても理性はある」ことを語られました。この一言は示唆に富み、我々を勇気づけるものです。

「理性」は病的体験によって圧倒されているけれども、無くなってはいないということでしょう。このことは、説得が無意味ではないということを意味します。だから、勇気づけられるのです。

病気は「治療的な雰囲気」が癒すにしても、直接的には可能な限り理性に働きかけて、それがこころに届くように祈る以外の道はないという覚悟が定まった気がします。

理性に働きかけるときに私は、「強いストレスによって、あなたの神経は消耗している。つまり、あなたは神経衰弱症という病気だから、これは休息を中心にした治療で治るものである。そして、薬は過敏になった神経を静め、休めるためのものである」という主旨で説得したいと思いますが、Sさんはどう思いますか。当時のSさんに、これは通用するでしょうか。

この昔ながらの「神経衰弱症」という病名を、私は気に入っています。「休息」という治療の方針を示すイメージとつながるからです。

しかし、この病名にはSさんの「こころの苦しみ」を癒す方向性を示すようなイメージがありません。そこがこの病名を使う場合の弱味です。だからこれが、Sさんの「こころの苦しみ」に対して通用しないことは承知しています。

しかし私は、「こころのことは、とりあえずそっとしておくのが一番」という考えももちます。

実際、Sさんのこれまでの話を聞いても、「こころのことは、長い年月とさまざまな人々との体験を経て、徐々に癒えていくのだな」と思いました。医者が主体となってそれを癒すなどと考えたら、マイナスのことがおそらく生じるでしょう。でも、一助にはなりたいと思います。

こころの苦しみ

このように、こころに対する性急で直接的な介入は、とても副作用が強いと私は感じていますが、Sさんはどう思うでしょうか。現在我々がやっているこの試みも、発病当時のSさんとの間では実りがあるとは思えません。

ここで我々が、こころについて「ああでもない、こうでもない」と語り合えるのも、回復のプロセスでSさんに、健康な「甘え」の基本システムが機能し、多くの人との縁があったおかげでしょう。

これは、「こころのことは放置しておく」というものではありません。「そっとしておく」というところの機微を理解してほしいと思います。

「こころの苦しみ」が癒えない限りは、人を暴走させるエネルギーが果てるまで、暴走させるエネルギーを供給し続けるマッチポンプを放置しているのも同然のことですから、再びその人は無理をしてしまうでしょう。そして、「神経衰弱症」を再発させてしまう可能性が高くなります。

逆に、「こころの苦しみ」のほうはほぼ落ち着いていても、現在のSさんが時々そうであるように、小さな「神経衰弱」は何度も起こすと考えられます。また、病気の症状はほぼ同じ病者であっても、「こころの苦しみ」の内容はそれぞれ違うように思います。

以上のことから、私は統合失調症について考えるとき、「こころの苦しみ」と「神経衰弱症」とを分離したほうが整理をつけやすいと思っています。

神経衰弱症

「神経衰弱症」は、「こころの苦しみ」に対する絶望的な自己治療の結果という見方ができると思います。だから、「こころの苦しみ」に対する手当てをしなければ、治癒はないでしょう。

しかし、先にも述べたように、「こころの苦しみ」を癒すにあたって、医者の力のみでは不足します。もっと総合的な力が必要です。

その力を示す尺度が、そこにある治療的なものの総和としての「治療的な雰囲気」なのでしょう。

「神経衰弱症」の部分の治療については、医者が全責任を負って社会的役割を果たす必要があると考えます。

病者に「休息」を確保するためには、医者のプレゼンス（権威、ほかにものを言う力）と適切な薬物投与をするための見識が必要です。

この二つは、医者以外の者には担えない役割だと考えています。

「神経衰弱症」の結果で現れている病態は「脳システムの失調」だと思います。これをイメージさせる「統合失調症」という病名は考え方としては悪くないと思います。

しかし、治療の実際としては功罪相半ばすると思います。

功のほうは、歴史的な垢がべったり付いてしまった「精神分裂病」より、ましということです。

罪のほうは、Sさんが危惧するように、「薬物療法等で脳の病気の治療をする」、「精神療法で認知機能障害の治療をする」という考え方になって、「こころ」が置き去りにされそうになることです。

一方「こころの病」であるというと、治療者はもとより、家族や周囲の者に性急で直接的な介入を促してしまいそうですし、病者のほうも侵入的なイメージをもって、「こころのことは放って置いてほしい」という拒絶を示すことがあります。

また、「こころの病と闘い、それを克服しなければならない」という治療イメージをもつことが本人や周囲の者にあるとしたら、反治療的になると思います。

現在のSさんには、そのようなイメージはないと思いますが…。「こころの病」なのだから、こころが癒されなければならないと思ってくれればいいのですが、現代の日本にも根性主義は根強く、そのように本心から思ってくれる人は、多分少ないと思います。

何しろ、人を勇気づけるための語彙《ごい》が極端に少ない日本語の文化の国ですから。ついつい、「ガンバレ」ですませてしまっていることはないですか。

さらに、実際の医療現場において「こころの病」と表現したら、休息の必要性や薬を飲み続けることの必要性を説得することに苦慮します。

Sさんのように、再発を防ぐためには維持量の服薬が必要だということを、そのまま受け容れてくれる患者さんはあまりいません。統計的にはそういう事実がある（Evidence Based Medicine：EBM）というだけでは説得不可能ですし、そのような説明だけでは、それこそ、「こころがない」感じを与えてしまいます。

Sさんにとっては、こころのことと病気のことが渾然《こんぜん》一体となっているので分離不能だと思います。渾然一体となっていることが真実だと思います。

だから、「こころの苦しみ」と「神経衰弱症」とを分離して考えることの弊害は、その真実が見えなくなり、そのうちにそのことを忘れてしまうことです。

再発

つらい現実でした。そして「この病気は一生モノ」と悟りました

佐野卓志

退院してから

大学を卒業後、九州から実家に戻り、就職しました。電機部品の会社でした。荷造りをやっていましたが、気に入った女性工員に何とか話しかけようと、仕事は上の空でした。彼女が製品を製造して持ってくるまで、何としゃべりかけようかとぼくは必死で考えていました。

彼女には好きな男性がいたので、ぼくは無理と知りながらアタックを続け、キスまでいきました。

そんなふうだったので部品の送り間違いは甚だしく、厳しく注意されました。あるとき、些細《ささい》なことが原因で社長と言い争いになり、ぼくは「こんな会社辞めてやる」と叫んで、結局はクビになりました。会社でも本当の友達はできませんでした。

夜の寂しさを紛らすために、しょっちゅうスナックへ行っていました。そこで歌って踊ってホステスを楽しませて、月に五～六万は払っていました。

そのころも幻聴は相変わらずあり、悪口が聞こえてきたりするので、前にも話したとおり、先生のお父さんに診てもらっていました。診察室で幻聴がなくなるのは、診察室寛解というものでしょうか。

そのころは、プロピタンという薬を主に服用していました。夜は睡眠薬がなくても眠れていたと思います。

同じころ、父親と弟との三人で一緒に近くの広場でソフトボールの練習をしました。運動音痴だったぼくは、ソフトボールをすることがコンプレックスになっていたのですが、結構長く続いたその特訓でずいぶん上達しました。

ボランティアをする

会社をクビになった後、暇だったので手話サークルに通い始めました。友達もほしかったのです。

日中はマラソンしたりして体を疲れさせていました。それで確かに体は疲れて、マラソンを一日した後二日は寝ていました。

そのうち手話サークルだけでは飽き足らなくなり、ボランティアで身体障害者の介護に行きました。障害者のなかにいて、そこでやっと友達ができたような気がしました。

ぼくが介護ローテーションで回っていた、アパート暮らしをしているある身体障害者の人は話もうまく、彼とは本音で話せました。

アルバイトで食肉加工場で働いたり、さまざまな肉体労働もしました。肉体労働をすると、昼食は二人分をぺろっと平らげたほどに、健康的でした。無農薬野菜をつくる農家にも、アルバイトに行きました。夏の暑いときに竹の根っこ掘りばかりをやって、十二指腸潰瘍《かいよう》になって倒れ、点滴生活もしました。

やがて、知的障害者の施設の職員になりたくて、昼間はその施設でボランティア活動し、夜はスナックで調理と客の話相手をするアルバイトを始めました。一年くらいそんな生活を続けましたが、結局、施設の職員にはなれませんでした。

ぼくは、長い間、「自分が童貞であること」をひそかに悩んでいました。チャンスはありましたが失敗しました。

あるとき、ボランティアのキャンプである女性と知り合い、その人と付き合い始めて、彼女のアパートに招待されました。自信の無さからどうなることかと思いましたが、積極的にリードしてくれて成功しました。

自分は受け身でいるとうまくいくのだとわかり、男として自信をつけました。それまでぼくはどこか女性に遠慮していましたが、それからは積極的になれました。

仕事に追われて…

ある小さなスナックで小学校時代の親友と再会したことがありました。それから仲よく昔話などをするようになったのですが、あるとき、ぼくが「原発には反対だ」と言ったことから口論となり、それ以来彼は口をきいてくれなくなりました。今でも彼とは交流はありません。

所詮過去のことは過去のことなのです。

スナックのママさんには友達としての親しみを感じていました。それで無農薬野菜をママさんのアパートに届けたら、「こんな可愛いことするのはあなただけだ」と言われて、自分のことを友達とは思っていなかったことを知って、ガックリしました。

ぼくが一方的に近づいて、勝手に友達だと思っていたことがほとんどだったことに、そのときやっと気づきました。というのは、こちらから連絡を取らなくなると、たいていの関係は立ち消えになっていましたから。

パソコン教室にも通っていました。その後は独学でコンピューターのプログラムをつくることもできるようになりました。

しかし、いくらプログラムをつくっても一円にもならず、厳しい現実を思い知りました。それでも自分のつくったプログラムをもって営業に回っていると、プログラマーとして雇ってくれるところがありました。そのときの仕事は、面白くて仕方なかったです。さらに給料の高いところに移りました。

仕事がなくなると、派遣会社に登録しました。そこから、焦げ付いたコンピューターシステムの立ち上げプロジェクトに派遣されました。

締め切りが迫って、朝八時から夜十時まで仕事をしていて休みもありませんでした。仕事中はタバコを吸うこともできず緊張した雰囲気で働きました。

そのときまでプロピタンを半錠だけ、親に言われるままに仕方なく飲み続けていました。しかし、薬を服用すると頭がぼけるのと、体がしんどくてたまらなくなって、それが薬のせいだと思って服薬をやめました。そして通院もしなくなりました。そのころは幻聴もまったくなくて、もう完全に治ったとも思っていました。

このときは、体のしんどさが精神のほうからくるものだとは気づいていませんでしたから、内科で点滴を受けたりしていました。

派遣されてから二週間目に、完全に夜に眠れなくなりました。朝方は気分が沈み込んで起き上がれなくなり、幻聴も出はじめました。それで「再発した」と気づきました。

仕事をすぐに辞め、入院して療養するために一人で九州大学病院に行きました。最初の発病から十年経っていました。

二回目の入院生活

二回目の入院の主治医は、帚木蓬生という作家でもありました。後に『閉鎖病棟』という精神科を舞台にした小説を発表した、ヒューマニストでした。恰幅《かっぷく》がよくていかにも小説家という風貌をしていました。

先生は、

「私が今回の入院の主治医です」

と自己紹介した後、

「一人で入院しに来るとは何ごとだ」

と言いながら、先生が入院保証人になってくれました。先生に、

「再発でしょうか」

と聞くと、先生は重々しく

「再発です」

と答えました。

つらい現実でした。完全に治ったと思っていたのに、無理することは着々と再発を準備していたのでした。

そして「この病気は一生モノ」と悟りました。この入院を機会に障害年金を受給しようと思いました。

十年前に初めて入院したときの婦長さんがそのまま病棟にいて、「あんなにわがままだったあなたがボランティアをしているの。へぇー」と驚いていました。

薬はインプロメンが中心で、あと眠前にベゲタミンBでした。

しんどくてしんどくて、デイルームの長椅子にいつもべったりと寝ころがっていました。

夜になると眠れずデイルームにたばこを吸いに行くと、痩《や》せた中年のおじさんがいつもそこで新聞を読んでいました。どんな睡眠薬も効かず半年以上も眠っていないと、彼は言っていました。彼とは仲良くなって、いろいろな話をしました。

あるとき、夜中にものすごい不安に襲われ、夜勤の女医さんのところに行きました。女医さんは、

「この症状でこの薬は軽いですね」

と言いました。そしてその夜、ベゲタミンBを一錠追加してもらいました。それでその晩は

ぐっすりと眠れたので、翌朝主治医にお願いしてベゲタミンAにしてもらいました。主治医は、

「最低限の薬でいきますよ。あなたなら耐えられます」

と前に言っていましたが、そのときは、

「あなたはプレッシャーがかかると、青菜に塩のようにへなへなですね」

と言いました。ぼくは「そのとおりだな」と思いました。

あるとき、先生が、

「選挙は自民党、野球は巨人ですか」

と聞くので、ぼくは、

「選挙は社会党、野球は阪神です」

と答えました。主治医はどうやら、ぼくのことを体制への過剰適応型だと思ったようです。先生は面倒見もよく、受け持ちの患者たちを美術館などに連れていってもくれました。そのおかげで、患者たちは仲が良く、病棟の文化祭には集まって、ぼくが脚本をつくってミニコントをしたりしました。

幻聴はひどくなかったのですが、体がなかなかいうことをきいてくれませんでした。いつになったら普通に動けるようになるのだろうと思いながら、寝そべっていました。本当にしんどくて時間が経つのが遅かったです。

夜になると、ボランティアのときの知り合いなどに、いつも電話をしていました。レクリエーションでは、患者のみんなが合唱することがありましたが、ぼくは馬鹿らしく思っていつも参加せず、孤独を感じていました。

ある日、退院した患者さんが入院中の女性に羊羹《ようかん》を差し入れしました。それを見とがめた婦長が、その羊羹を取り上げてしまいました。それを見ていたぼくは、猛然と抗議して、「そんなことは患者の自由だ」とくってかかりました。興奮していて、大理石の普通ではもてないほど重い灰皿をもちあげて、床に投げ付けました。興奮が治まると、わけもなく泣き出してしまいました。

そのとき、ぼくが普段から気にいっていた看護婦さんが呼ばれて、ぼくはその看護婦さんに中庭に連れていかれました。甘えて泣けるチャンスでしたが、いざ二人きりになると、プライドか何かが邪魔をして、その看護婦さんに触れることもできませんでした。

単科精神病院

九州大学病院に再入院して五か月くらい経ってから、実家の近くにある私立の単科精神病院に転院することにしました。そのほうが知り合いに会えるし、その病院は当時先進的で開放的だといわれていて、やさしい看護婦さんもその病院にはいるかもしれないと思いました。患者の自治会もありました。

ところが入院してみると、まるで収容所のようなところでした。

多くの人が長期入院で、ボーッとして、何をすることもなく、無気力にただ廊下を行ったり来たりしていました。看護婦さんの数も少なく、病棟には大学病院の三分の一もいませんでした。

医師の診察は、大学病院では二日に一回くらいだったのに、その病院は一週間に一回くらいでした。

医師一人当たりの受け持ち患者数は、大学病院では五、六人ほどでしたが、その病院では、およそ六十人から七十人くらいを受け持っているようでした。

転院して一週間経ってから、主治医に「この病院では、始めの一週間はみんな閉鎖病棟に入院してもらうことになっている」と言われましたが、ぼくが「もう開放病棟で一週間は経ったからいいでしょう」と言うと、そのまま開放病棟にいられました。

睡眠薬のネルボンという薬が効かないので「変えてほしい」と言ってから先生に会うまで三、四日くらい待たされました。

冬でしたが病棟に暖房は入っておらず、デイルームに麻雀用のこたつがあるだけでした。畳敷きの部屋にはびっしりと布団が敷かれていて、六畳の部屋に八人くらいが寝ていました。

トイレは患者さんたちが掃除するので、いつも濡れていて汚かったです。

食事が唯一の楽しみなので、三十分くらい前から箸《はし》を持って、みんなが長い行列をつくりました。何人かの患者さんは食事の準備をしていて、それは時給三十円くらいで働いたことになっていました。

一番驚いたことは、ぼくがタバコを吸っていてそれを消そうとすると、横から手が伸びてきて「おくれ」と言って吸い差しのタバコを一口二口うまそうに吸う人たちがいたことです。みんな貧乏で、タバコの金にも困っていました。

生活保護で入院している人が、ずいぶんたくさんいました。

週二回の風呂は汚くて、みんなインキンをもっていて、それがぼくにもうつりました。みんな活気がなく、ぼくはなかなか友達を見つけられずに、いつも運動場の見える廊下に寝そべって、タバコを吸いながら暇をつぶしていました。

当時付き合っていた女性が面会に来てくれるのが救いでした。

ある日のこと、若い女性がデイルームの前のところに二～三メートルの紐《ひも》でつながれていました。みんなが集まってその女性をからかっていて、女性は灰皿を投げて応戦していました。

その日、一日中ずっとつながれていたので、夕食後看護婦さんに
「可哀想じゃないか」

と言いに行くと、

「そんなことを言うのはあなただけです」

とぴしゃっと言われました。でも、翌日にはその女性はいなくなっていました。

朝は各自で体温を測ることになっているのですが、みんな適当に書いていました。

人数が多くて病棟の行事予定がよく伝わって来ず、いつの間にか病棟にほとんど人がいないということもありました。

病院から肉体労働に出ている人もいましたが、その人は退院できるだろうにと思いました。

午後の八時になると病院の玄関は閉められて、閉鎖病棟と開放病棟をつなぐドアが十時まで開放されることになっていました。この間に閉鎖病棟の人は、開放病棟の人と交流できて、このときが一日で最も活気がありました。

春になると病院対抗のソフトボール大会がありました。ぼくもメンバーになりましたが、日程が近づいてくるとプレッシャーのため押しつぶされそうでした。一回目が雨で流れてから二回目がある前に退院を決めてしまいました。

そのとき、看護士さんに「これくらいのプレッシャーで逃げ出すと、世間ではやっていけないぞ」とズバリ言い当てられたので、こころに突き刺さりました。

二回目の退院

退院すると、すぐプログラマーの仕事に戻りました。しかし、頭が働かずにミスだらけだったので、コンピューター専門学校の講師の仕事を紹介されて、そちらに移りました。

プログラマーは、一〇〇パーセント近くバグをつぶさなければならず、しんどかったのですが、講師は知っていることを教えるだけでよく、ラクチンでした。週に四~五回自分の授業のときだけ出て行けばよく、時給もよかったので、五年以上は続けました。

ぼくは生徒が騒いでもまったく怒らない講師だったので、学級崩壊に近かったです。ある学年は誰も授業を聞いておらず、同じことを四回繰り返して教えていても、そのことに誰も気づかないので悲しかったです。

これを認知障害というのでしょうか、そのころは生徒の名前を覚えられなくて困りました。今でも人名や固有名詞がとっさに出てきません。新しい人の名前は何回も反芻《はんすう》してやっと覚えられます。年齢も関係しているのかもしれません。

追伸。年明けて早々に精神保健福祉士の国家試験があり、これからの一か月間はその準備に専念したいので、この往復書簡は一時中断したいと思います。

治療の失敗

医療者側にとってもそれは「こころのキズ」となります

三好典彦

医者にとっての再発

再発への経過は、必ずその前に一度は医療がかかわっていて、その後のことになります。だから、医療者側にとってもそれは「こころのキズ」となります。病者のほうからすると、「そんなふうにはみえない」ことだとは思いますが。

「脳の病気」と考える人も、その線に沿って「治そう」としています。だから、「病者のこころに寄り添う」と考える人よりもかえって、「治療の失敗」というとらえ方をしがちです。それが、「こころのキズ」となるのです。

治療意欲のない医者のことは論外です。念のため。

こころのキズは、大抵の場合、ねじれた形で現れます。「あんなに服薬を続けるように言っていたのに、どうしてやめたのだ」「どうして病院に来ない」という医者の言葉がその現れです。

それがもっと厚かましいことになると、「オレがここまで治療努力をしてきたのに」となります。

気の弱い医者は、「医師＝患者関係が十分でなかった」と反省しはじめます。しかし、今まで以上、どう努力したらいいのかわからなくなります。

病者のほうはというと、当然、身もこころもともに「深い痛手」を負っています。

病者も、初回入院以後、治ろうと努力します。しかし、これが大抵、「もう病気でないと証明してやる」になりがちです。病者のこころを考えたら、そうなって当然と思います。

さらに、「薬をやめられたら、治った証拠」と考えることも、自然なことだろうと思います。この考えは「病気を差別しているから」だけのことではないと思います。

高血圧や糖尿病等の生活習慣病の人も、おそらく一度はそのように考えます。誰しも、医者とは縁を切りたいものです。

統合失調症の人の場合、その種の「遠心力」が、社会的要因もあって特別強くなるのでしょう。そして、病者の治ろうとする努力は、「無理ながんばり」となって、再発準備状態となってしまうのです。そして再発すると、病者も「自己治療の失敗」と明確に意識するしないは別として、挫折を感じるでしょう。

そこから始まる再入院は、どうしても重苦しいものになりがちです。医者も正直いって初回のときほどの馬力が出ません。病者の方も、おそらくそうなのだろうと思います。

再発後の経過は、この「再発がお互いのこころのキズとなっている」という要素が大きく影響しているのかもしれません。

だから、この「こころのキズ」についてお互いが率直に話し合えたらいいのでしょうが、なかなか困難です。この二人のみが分かち合える、そういうキズだとは思うのですが。

休養のための入院

Sさんの場合、退院後帰郷するなどして、主治医が変遷しているので少し別です。そういう状況も一般的だと思います。一人の医者が主治医であり続けることは、あり得ないと思いますから。このことからも「自助」は必要だと思います。

Sさんが「再発した」と気づいた後の対処は、「潔いもの」があります。

二回目の入院の主治医も、「キズ」をソフトに包み込み、しっかりと受け止めている様子がうかがわれて、同じ職業を生業とする者として感動です。大先輩を見習いたいと思います。

Sさんが自ら入院を望んだことも、正解だと思います。

「なるべく入院させないよう外来で頑張る」を正しいことのように考える医者も大勢いますが、そのような考えの人にとってそれこそ、入院は「外来治療の失敗の結果」にしかなりません。その考えこそ「収容」という意識が残っている、古い考えだと私は思っています。

現代社会では、コストを考慮すると、休養するのに入院に勝るものはないと思います。もちろん、入院施設が休養にふさわしい環境であればのことですが。

Sさんの再発後の病状は、初回入院のときに比べると、いわゆる幻覚妄想の症状よりも、「しんどくてしんどくて」という要素が大きいようです。

この病状違いの理由を私なりに考えました。

初回入院時の病状は、その前の二、三年分の急激な無理の結果が反映されていて、再発時の病状は、その前十年分の持続する無理プラス直前の無理が反映されているからだろうと思います。

それと、先ほどから言っている「こころのキズ」の影響だろうと思います。それが「みんなとの合唱を馬鹿らしく思う」ように現れたのだと思います。

再発の予防

「再発の可能性があること」は、再発を経験してみなければわからないというジレンマがあります。だから、一度の再発は必然かもしれません。一度で学べたなら、学習効果という点で最高の結果としてもいいのではないでしょうか。

再発のもととなっている「こころの苦しみ」が癒えればというSさんの主張はわかりますが、現実問題として、その「こころの苦しみを癒すこと」こそ甘いものではないということは、Sさんこそ実感されるのではないでしょうか。

それにしても、Sさんが再発する少し前の様子は、「こころの苦しみ」は別次元のこととして、「統合失調症は治った」と思って不思議がないほど「かなり良好な社会適応」であると思います。あくまでも、「こころの苦しみ」は別次元のこととしてですよ。少なくとも私が提唱している「神経衰弱症」は治っています。

だから、我々も「寛解している」という中途半端なことではなくて、「治っている」とはっきり言いたいのですが、そこに「再発を防止するためには維持薬を服用し続けることが必要」ということが引っかかってきます。そして、「薬を服用しているから治っていない」という議論の蒸し返しになってしまいます。

私の願いとしては、「治癒状態を維持するために維持薬が必要」という合意が医学的に得られて、社会的にも認知されることです。

そして、自助の心得があって、無理なく生活することができている人について、「統合失調症は治っているけれども、再発を防止するために維持薬を服用し続けている」という表明が、社会に対しても可能になることです。

それは治療によって血糖値が下がっている糖尿病の人に「糖尿病は治っているけれども、今後再び悪くならないために薬と食養生が必要」と言うのと同じことです。そうなると、社会的には病者でなくなり、「こころの苦しみを抱えている人」になります。

そのようになったほうが、自助の精神を発揮しやすくなると思うのです。

生活することが困難になっている人は、社会保障を必要とするので障害者としての認定をされる必要があります。そのなかの、やはり自助の心得のある人は「治っているけれども、後遺症の障害がある」でいいと思うのですが。

このことを言いすぎると、昨今、医療費を抑制しようとする圧力で、下手するといっそう医療が手薄になりそうなので、ジレンマを抱えてしまいます。

妻との出会い

愛されることで、本当に相手を愛することを知りました

佐野　卓志

作業所をつくる

あるときからぼくは、障害者が集まることのできる場所をつくろうと思うようになりました。

大阪にある、さまざまな障害者が集まっている作業所を見学したことがきっかけです。そこは温かい雰囲気で、みんなが仲良くて、ぼくは居心地がよくて二週間も滞在しました。

東京で経験した死ぬほどつらい孤独を、ぼくはもう二度と味わいたくなかったのです。それにほかの誰にもそれを味わってほしくなかったのです。それで障害者が集まることのできる場所、つまり作業所をつくることに着手しました。

それからは、古本を集めてバザーで売ったり、廃品回収をしたりして資金を集めました。いろいろな障害の人やその家族と交流して、障害者のミュージシャンを呼ぶコンサートを開いたりもしました。

再入院から五年後のこと、小さな食料品店が閉じたあとを、知り合いだった大家さんが月十万円で貸してくれることになりました。それで、そこを改装して作業所として古本屋を始めることにしました。

そこが「集まる場」となるためにです。

そのときに、作業所をつくるために貯めていた百五十万円を全部つぎ込みました。開店してから、まず集まって来たのは精神障害者でした。作業所は「ムゲン」と名付けました。

体ごとぶつかってきてくれた

作業所を開設してから少したったころ、ボランティア活動で知り合った身体障害者の友達に呼び出されて、スナックで一緒に飲むことになりました。そこに障害者の娘さんをもつH子が来ていました。

ぼくたちが真面目な話をボソボソとしていたところ、突然H子が、

「面白くない、もっと楽しもう」

と言い出しました。

このときのぼくは「この人となら遊べる」と思いました。そして、一か八かで、

「ホテルへいかない」

と誘うと、

「いいよ」

という返事でした。

これは後でH子に聞いたことですが、彼女はぼくの気取らない格好を気に入っていたということでした。

そんなふうにして始まったH子との付き合いでした。

付き合っているなかで、ぼく自身はあまりよく覚えてないことですが、H子に甘えて彼女に無理難題を次々と要求しました。それに対して、彼女は一つひとつきちんと応えてくれました。体ごとぼくにぶつかって来てくれました。

ぼくは気分屋で、気にいらないことがあるとぷいっと飛び出してしまいました。そういうぼくをH子は探して追いかけて来てくれました。そのようなことが数年続きました。そういうことは今まで付き合った数人の女性にはなかったことでした。

おそらく相手の女性も愛してくれていたのでしょうが、ぼくには愛されている実感がいつもなく、結局別れてきました。

H子は情熱的で、「今までの女性とは違う」という手応えがありました。いつも一緒に行動するようになり、愛されるとはこういうことなんだとこころから感じ、こころの深いところで癒されました。

こうして、若いころからあった「ぼくを愛する女性なんかいないんだ」というぼくの確信は溶けていきました。

愛されることで、本当に相手を愛することを知りました。つらかった過去と和解しました。自然に、H子と障害を抱える娘さんとぼくの三人で暮らすようになりました。でも、夜は一人にならないと眠れないので、別々の部屋に寝ていました。

負担に感じることがあると、ぼくは苦しくなって逃げ出しました。しかし、一日H子と別れているだけでぼくは不安そうにしていたと、彼女は言います。

子どもが生まれた幸せ

そのころはまだ、ぼくはコンピューター専門学校の講師のバイトを続け、作業所(古本屋)に要るお金を入れていました。H子は作業所に泊まり込んで頑張りました。ぼくは実家で寝ていました。

そのうち彼女は妊娠しました。妊娠中も彼女はすべてのことを頑張りました。

ぼくたちは受刑者に面会に行って本を差し入れする運動にもかかわっていました。それらの無理がたたってH子は流産しかかりましたが、無事に男の子を出産しました。

子どもが生まれた日の朝、病院で、H子が寝ているベッドの隣りのソファーにぼくが寝ていると、ぼくの身体がだんだんと浮き上がるという不思議な体験があり、ものすごく気持ちがよくて、幸せな気分に浸りました。後でH子に聞くと、彼女にも同じときに同じ体験があったそうです。

こんな幸せな気分は生まれてから一度も味わったことのない、最高のものでした。

親もたいそう喜んで、ぼくとの関係改善が進みました。でも、籍を入れることはぼくにとってまだ負担だったので、籍は後々になるまで入れませんでした。

育児が始まると戦争でした。H子の負担はさらに増えました。ぼくは育児が負担になるので、あまり積極的には手伝いませんでした。夜は実家に帰って睡眠薬を飲んで眠っていました。ぼくの幼稚さから、彼女を労《ねぎら》うこともありませんでした。

それどころか、作業所に来る女の子といちゃいちゃしたりしていました。そして、彼女はうつになって、ついに寝込んでしまいました。この後にぼくが自殺を考えたことは前に書いたとおりです。

ある程度落ち着いてから、四人でぼくの実家に引っ越しました。

しかし、H子とぼくの親とがうまくいかず、半年足らずで家を出ることになりました。このときぼくが実家のほうに残ったら別れようと思っていたと、後で彼女は語っていました。

このころからぼくは、彼女と同じ部屋で眠れるようになりました。

そのころ、ぼくも彼女も「人疲れ」していたので、田舎に引っ越すことにしました。そこでは毎日飽きずに山の緑を眺めていました。そして、野菜もつくるようになりました。

思えば四十歳まではトンネルでした。人とのつながりで悩み疲れて、出口が見えませんでした。

それが四十歳を越すと、背負っていたものを下ろしたときのようにラクになって、楽しく過ごすことができるようになりました。

子どもに育てられる

子どもはどんどん大きくなります。子どもが幼稚園に入ったとき、幼稚園の先生から

「お宅の子は、お友達を叩いて、仲間に入らない。親御さんが子どもを叩いているのじゃないか」

と言われました。ぼくはハッとして、それ以降は、子どもを叩かないようになりました。

子どもが幼いときは野山を一緒に歩き回りました。やがて子どもはゲームのほうに熱中するようになり、小学校の高学年にもなるとパソコンに興味をもつようになって、中学生になっ

てからパソコンを買ってやりました。

このように生活しているうちに、ぼくもすっかり落ち着き、H子と同じベッドで眠れるようになりました。

子育てしていて気づいたこともたくさんあり、子どもに育てられました。そして、父親という責任感も持てるようになりました。

子どもは、反抗期を迎えて、ぼくに対して徹底的に反抗するようになりました。ぼくのほうは、それでかえって、それまでどうしても抜けなかった、母に対するわだかまりがきれいに消えました。そして、母と普通に接することができるようになりました。

精神医学のほうでは、神経化学の関心ばかりが先行して、アダルトチルドレンや子どもの発達障害の問題が軽視されていますが、自分を振り返ると、大人になってからの病気との絡みは深いものがあるという気がしています。

先生は、ぼくのことを「子どもらしい子どもだったのではないか」と考えたことを反省しておられますが、ぼくはそうとらえられることを嬉しい誤解と思っています。

ぼくの自覚では、ぼくはＡＤＨＤ（注意欠陥多動性障害）のような子どもだったと思います。

集団に適応できずに、小学生のころには銭湯の風呂桶を湯船に全部投げ込んだり、妹の口に無理矢理ダンゴムシを入れようとしたりしました。来ていたお手伝いさんを徹底的に無視していじめたりもしました。石畳の隙間を踏まないように歩かなければ気が済まないところもありました。

余裕を大切にする

いつのころからか、余裕を大切にするようになりました。急なことにパニックになりがちなので、物は無くなる前に買いそろえるようにしています。運転も必要以上にスピードは上げません。常に余裕をもつようにしています。休もうと思えば、コンクリートの上にでも寝っ転がって休みます。

そうしていると、人間関係も変わってきました。人の愚痴や悩みも、その裏にある本当のところが見えやすくなりました。

グジグジと言われてしんどいと思うときは、突っ込みを入れて話題を転換させたりすることもできるようになりました。人に対してぼくのほうから要求することも、家族や先生以外の人にはめったにしなくなりました。人づき合いも相手に合わせていることのほうが多くなりました。これなら、関係がいつ切れても落ち着いていることができると思います。

でも、若い友達同士が、お互いつっこんで付き合っている様子は、うらやましくもあります。ぼくは友達に恵まれませんでした。この歳になっても、幼なじみに対して、返事の来ない年賀状を出しているのはぼくくらいでしょう。

相手に合わせてばかりだと困ることが起こりました。

昔の知り合いが作業所に電話してきて、受け身的に話を聞いていたのですが、なぜか、途中から急に怒りだして、ぼくのことを「バカ、分裂病、きちがい」と激しく罵り出しました。その罵りの電話は七、八回続きました。

人に間に入ってもらって何とか収まりましたが、ぼくのほうはすっかりPTSD（心的外傷後ストレス障害）になりました。それから一年以上も、非通知の電話には出られなくなってしまいました。

ぼくはずっと、人の怒りに対してうまく対処することができませんでした。車同士の物損事故のときも、過剰な弁償をこちらからしました。相手の満足のいくようにすれば、相手は怒ることがないだろうと思っていました。

それが五十歳も近くになって、ようやく「相手にいじわるする気持ち」が自分のなかに芽生えるようになりました。そして、自分の正当な要求を主張し、相手の不当な要求を拒否することが初めて可能になりました。

でも今でも、プレッシャーがかかると、怒りが内向して、後で「うつ」になります。

先生は「今のぼくが発病前のぼくに出会ったら、発病を制止できたか」と問われましたが、ぼくは「将来結婚することもできるような女性と出会っていて、その女性に甘えられたら」と考えもしますけれど、当時のぼくは女性と付き合うためのこころの内的準備状態ができてなく、未成熟だったので無理かなとも思います。

看護師にそばにいてほしい

改めて、ぼくにとって入院中何が治療的だったかというと、精神が混乱していたり、体を動かせないようなときに、看護師がそばにいてくれることです。できれば女性がいいですが、男性でもやさしい人ならいいです。そばにいるだけで、やさしさが伝わってくる感じの人がいいです。

九州大学病院では一般科なみの看護師数でしたから、このようなことがかなり可能だったと思います。

少し元気になってくると、話しかけてくれる看護師がよかったです。こちらのほうからは話しかけられない場合が多いですから、スーと寄ってきて、しばらく座って話をしてくれるときが感じよかったです。

それから、看護者同士の仲がいいことも安心します。九州大学病院では、病棟の文化祭のとき、看護婦さんらがそろってラインダンスを披露するほどでした。

美人だけど冷たい雰囲気の看護者は嫌でたまりませんでした。事あるごとにすぐ「ダメ」と言う病棟管理責任者も嫌でした。

眠れないときは苦しい

薬を飲むとどうなるかというと、幻覚妄想が出ているときの薬の量は苦しいです。苦しみから逃れるために昼寝したいのに眠れなくて、うつうつとして動けません。そういうことが状態がよくなって維持量になると何でもなくなります。ただ、ちょっと精神的に疲れると、口が渇いたり、おしっこが出にくくなるのが気になります。

今飲んでいる薬のなかで、セロクエルのためではなくアビリットのためだと思います。睡眠薬は調整が難しかったです。ベゲタミンにしてみたり、レボトミンにしてみたり、ロヒプノールを加えてみたり、それぞれをカッターで半分に切ってみたり、それをさらに半分に切ったりといろいろやってみました。

インターネットで抑肝散《よくかんさん》を教えてもらって、眠前にデパスとの組み合わせで、今は眠っています。

眠れないときはホント苦しいです。眠れなかった翌日はしんどく、イライラしたりして待つことができなくなります。軽く幻聴が出ることもあります。そして、朝方に断続的に目覚めてしまったときの眠気も苦しいです。

寝る前に、今日も確実に眠れるという安心感は何物にもかえ難いものがあります。周りの人に、薬を並べて飲むときが至福のときだと冗談で言ったりします。

こころの苦しみが回復するにしたがってどうなったかというのは、これまで語ったとおりです。

入院中に孤独はいくらか癒されましたが、退院して社会に復帰したら、人間関係でしばしば孤独を感じました。

健常者の友達は自分のことに忙しそうで、ぼくを必要としていなかったし、うちとけた仲間意識ももてませんでした。

それで、手話のボランティアサークルに入り、「みんな、なんてやさしいんだ」とはじめは感激したりしましたが、実は、お坊ちゃん、お嬢ちゃんの集まりで、飽き足りなくなりました。

それで、その後は身体障害者の介護、精神障害者の作業所づくりへとのめり込んでいきました。それもすべて、ぼく自身の発病前の孤独が忘れられなかったためでした。それは死ぬほどの孤独でした。だから、「みんなが仲良くできる場がほしい」と考えたのでした。

高校生のころのぼくが「自分の世界をもち、自活しなければならないと思った」ということを、先生は「ぼくの決意」ととらえられていますが、それは「決意」というにはちょっと違うものでした。

いくら勉強しても、東大へ行くような人には及ばず、不器用に友達を求めても、それを周りからホモと言われました。それで死のうと思ったけれども、思い直して、世間を知るにはどうしたらいいか考えました。

ひよわなぼくは、高校を中退してでも肉体労働に入るしかないと「思いつめた」という感じです。

将来の希望なんか、何もなかったです。自分を投げやりに痛めつけたかったのかもしれません。ちょっと単純化した話ですけど。

先生の言うように世の中に「孤高」の人はいると思いますが、そんな格好のいいことはぼくにはできません。

ぼくは捨てられた子猫のようだったのかもしれません。そして、野良猫になり、出会いをとおして飼い猫に戻ったという感じでしょうか。

話のなかで奥さんが、

「孤独のプレッシャーは普通の人でも悲惨なことがあるけれど、発病する人と発病しない人とはどこが違うの」

と聞くので、ぼくは、

「普通の人は、休んだり甘えたりして空気抜きしているけれど、病気になる人はそれができずにパンパンになる」

と答えました。さらに、

「暴言を吐いたり、暴力を振るったりすることがあるのは、どういうことなの」

と聞くので、

「目の前に甘えられる人がいるときはその人に甘えて、いないときは道行く人に甘える」

と答えました。

でもぼくは、付き合いの深い人以外に暴力の衝動をもったことはありません。

病者こそ人に甘えたいし、人に癒されたいのです。

患者の一生を左右する時間

先生は、幻覚妄想が出ている人には「神経衰弱症」と告げて、治療を始めたいと言っていましたが、ぼくはそれでいいと思います。実際、そういう状態なのですから。それに、統合失調症であるかどうかの診断は、一年、二年の経過を見てみないとわからないと思います。これは、急性期にも残っている理性に対して、働きかけることができる言葉になると思います。そして、治療につなげることに使えると思います。

医師には、積極的に往診に応じてほしいという希望があります。家族に「何とかして、家族の手で病院に連れてきてください」と言って、そのあげくにガムテープでぐるぐる巻きにして移送するなんて、もってのほかです。

患者のこころに深い傷を負わせて、病気を否認し治療に抵抗したいという気持ちを植えつけるだけです。

中井久夫先生は、往診したとき、治療を受け容れるよう説得することに手こずっても、たかだか二時間のことであったと、どこかに書いていたと思います。医師にとっての二時間が、患者の一生を左右するのです。

治療が進んで、そして統合失調症であることがはっきりしたなら、患者にそれを伝えるとともに、希望をもてるフォローをすべきだと思います。そして、「治療的雰囲気」のある入院治療、「こころの苦しみ」を癒す心理療法、さまざまな人との出会い、親に甘え直すこと等々、さまざまな回路で長い年月をかけて、癒されるべきだと思います。

回復

自己修復、つまり自然治癒力によって回復しているのだと思います

三好典彦

こころのつらさ

高校卒業当時のSさんが抱いていた思いが、「前向きの決意」ではなく、「後ろ向きの思いつめ」だったと聞いて、私自身の心臓に穴が開いて、風が吹き込む感じがしました。現実を見せつけられた感じです。そもそもそこに、「絶望的な気分のなかのあがき」を感じなければいけなかったことでした。「こころのつらさ」を見るべきでした。

私はこの場でSさんのつらさの一億分の一ほどを味わえたのでしょうか。単なる「前向きの決意」だけなら、もっと早く普通に挫折していたでしょうから、発病に至らなかったと思います。そこまで無茶を続けているのは、背景にそれだけつらい理由があってのことだと、今後は考えるようにしたいと思います。

一見「陽」のようにみえて、実は「陰」であるとみなければならないのは、統合失調症を診るうえで鉄則だと思いました。

『心の病との闘い　そして』の著者も、病前はまったくの「陽」のようにみえますが、やはり、語りがたい「こころのつらさ」があってのことなのかもしれません。

Sさんが「こころがつらい」と自覚したのは何歳ごろでしたでしょうか。子どものころの様子を聞くと、どこか、もやもやとしていた様子がうかがわれます。しかし、そのときは幼少ですから「こころがつらい」という自覚の仕方はしていなかったと思います。

自分の子ども時代のような子どもがここにいたら、Sさんはどう思うでしょうか。その子を「ADHDのような子ども」と思うでしょうか。甘えを表現している、少々ひねくれた行動と思っていいのではないでしょうか。Sさん自身も、自分のお子さんに対してはそのような気づきがあって、適切に対応なさったように思います。そしてその後は、父親の立場で、自らの子ども時代を生き直したのでしょう。

甘えたいこころ

ここの「アダルトチルドレン」という概念は、どうしても「誰の責任でこうなったのか」という「犯人探し」の関心を人にもたせます。そして必要以上に、家族を責めたり、自分を責めたりになります。

だから、私は「子どものような甘えたいこころ」でいいと思います。さらに「子どものような」も必要なく、単純に「甘えたいこころ」だけでいいと思います。

というのは、こころとは大人になってもそういうものだと考えているからです。

五十歳が近い自分を観察して告白すると、「ものごころ」ついてからの自分のこころは同じだと思います。つまり、少しも成長していない。いつも、つらいことはつらいし、嫌なことは嫌、甘えられるものなら甘えたい。そういうものではないでしょうか。

こころはありのままでしかあり得ないし、ありのままでいいのではないでしょうか。だから「甘えたいと思うこころが問題」ととらえること自体が、問題を起こすのでしょう。「甘えてはいけない」という言葉を文字どおりに受け取るとそうなります。

統合失調症になった人は発病前から、この「言葉を文字どおりに受け取る」という傾向があると思いますが、どうでしょうか。

「こころ」は、そもそも「成長する、しない」と関係ないものだと思います。だからその意味で「成長しないもの」です。

それでも、「こころを成長させて、自立して大人にならなければならない」という言葉をよく聞きます。やはりこれも文字どおりに受け取るといけないと思います。生真面目に、これを文字どおりに受け取るならば、自己矛盾に陥って混乱するはずです。

人の場合、こころが生まれてからそのままなのは、いつでも、何歳になっても、人を好きになることの能力を失わないためです。だから甘えは大人になっても必要なのでしょう。むしろ、他人を好きになることは、大人になるほど必要なものですから、甘えはもっと必要なのかもしれません。

一方で、人にとって他人は怖いものです。これは疑う余地がありません。生活環境にも危険は満ちています。だから、認識力と判断力についてはこれを成長させて、身を守れるようにしなければならないと思います。人との関係のつくり方も、経験的に学習しなければなりません。このような「生きる術を身につけること」が、「成長する」ということだと思います。つまり、こころは甘えても、判断は甘くならないようにするということです。

だから、「こころを許して甘える」とは、本当は「信頼できると判断し、警戒を緩めて、そして甘える」ということだと思います。

また、「甘えること」と「頼ること」は別だと思います。

人から純粋に甘えられるだけなら困ることは少なくても、頼られると困ってしまうことは多いと思います。その場合にこちらが無理だと正直に言うと、先方からは「頼りがいがない」

と言われてしまい、ますます困ってしまいます。

健常者のこころ

前々から、Sさんに考えてほしいと思っていることが一つあります。それは、Sさんが健常者という人のこころを、Sさんも理解するということです。健常者は本音のところでSさんよりも人に対する警戒心を解いていません。だから、本音と建て前を使い分けています。

「若い友人同士は、お互いつっこんで付き合っている」とSさんは思っているようですが、それは表面上のことなのです。あるいは、その場限りのことです。「何だそんなものか」と思われますか。そう思われて結構だと思います。「そんなもの」だからです。それが、「生きる術を身につけること」です。

だから、Sさんがイメージしているような「友人関係」は、私はこの世に存在していないと思います。

私も、統合失調症の人といるほうがこころは楽です。なぜなら、その人は「人を騙す」ということがまずないからです。そして医者のほうも診察中はその種の警戒心を解いています。だから、ある者が統合失調症を装い、「人を騙す」意図をもって診察を利用することに無防備です。簡単にたわいなく騙されてしまいます。

つまり、健常者は人の言葉を文字通りには受け取っていません。自分が表に出す言葉と自分の内面とにも距離があります。

たとえば、「友」という言葉も、本来の意味よりも幅広く使い分けています。そこにある距離がクッションになってショックを吸収しています。

誤解してほしくないのは、そこに悪意が混じることも、そう滅多にないということです。悪意のある人もいますが、その数はおそらく病者の数と同じ程度ではないでしょうか。

そこにあるのが、悪意でないなら何であるのかと問われたら、「あきらめ」と「許し」がそこにあると私は答えたいと思います。

この「あきらめ」とは、「そういうものだ」とあらかじめ思っていることです。「許し」とは、「お互いさま」と思っていることです。そういうことで、「少々期待に添えなくても、悪く思わないでね」と、お互いがそのように甘えることを前提にしているわけです。

おそらくSさんは、健常であることを過大に評価して、過小に評価もしていると思います。

身体感覚の重要性

次に、Sさんはこの頃も、プレッシャーのかかることをいくらか引き受けてがんばると、その後で三〜四日寝込むことがありますね。それを「うつになる」とSさんは表現されました。私も世間でつかう言葉の意味で「うつ」でいいと思います。

しかし私は、その現象を「微小神経衰弱」、あるいは「三日で治る神経衰弱」であると考えています。このことが精神医学的な意味の「うつ状態」であるとは思えません。少なくとも、躁うつ病圏の人の「うつ状態」とは少し様子が異なっています。

また、実際、抗うつ薬も効果ありません。薬でこれをどうにかしようとすると、かえってよくないことが多いと思います。

私は、この程度のことは健常者といわれる人にも起こっていると思います。突然に風邪をひいて三日間寝込んだというのは、たぶん、その部類です。風邪が休む機会をつくってくれたわけです。そのようにして「三日で治る」から、健常者なのかもしれません。

これが三日で治らずにこじらせてしまったら、最終的には「うつ病を含む精神疾患の発病」へと至る可能性があると考えています。そして、こじらせやすい人は、潜在的に身体感覚の問題を抱えているのではないでしょうか。

この身体感覚がいかに大事なものであるかについて、私が夏目漱石について書いたものを読んでくだされば理解していただけると思いますが。

Sさんはこの頃、口が渇いたり、尿が出にくかったりすることがあるとよく訴えられています。常にあるとは聞いていませんが、どうですか。私はこれが薬の副作用だとは思えないのですが。

その理由は、薬の副作用ならば、服用を継続している限りは持続して発現するからです。

それから、そうであるかないかを確かめる術《すべ》もあります。それは一種類ずつ薬を増減してみて、それによる状態の変化を観察することです。この種の副作用のことならば、数日間そうしてみることで結果がはっきりすると思います。現在のSさんの状態ならば、それが病状を不安定にすることはないと思います。

その症状が薬の副作用だとすれば、薬の神経化学的な性質の知見からすると、セロクエルのもつ抗ヒスタミン作用がもとである可能性が高いと思います。

アビリットは、比較的純粋に抗ドーパミン作用のみをもつ薬ですから、そのための副作用はいろいろありますが、口の渇きは出ないと思います。

私がそれを副作用とは思わない理由は、そのようなことよりも、緊張がもたらす身体の変化として自然なことだからです。

以前この症状が出たときに、あることのために自分が緊張する状況にあったことが関連ありそうだと話されました。そうならば、症状が緊張による交感神経緊張状態だと考えて少しも不自然ではありません。

だからこれは、心身の平衡を取り戻そうとする身体の微妙な働きでもあります。身体に生じている自然な反応について直感的な感知能力があることを、私は「身体感覚がある」ととらえます。

そして、心身にストレスが加わって心身が疲労したときに、身体化した状態（この場合は口の渇きなど）が出現することは、このことこそが統合失調症が改善しつつある傾向だと私は考えます。そのことに薬の力も寄与していると思いますので、「薬のせい」といえばそうです。

また、三日で神経衰弱を治すことが可能になるのは、この自然な反応があればこそだと思います。そして、このような心身の状態を安定して確保するために、維持量の薬が必要なのだと考えています。

諸々のストレスがもたらしたものは、最終的にはすべて総和されて、心身の「疲労感」となります。疲労したときに、疲労を感じることができて、相応に休むことができれば、特にしっかりと睡眠がとれれば、まず臨床的に対処を必要とするような病的な状態にならないと思います。

ところが、そもそも疲労感がわかりにくい人、疲労を無視して物事にかかる気合モードになっている人、疲れすぎたために疲労があってもそれが感知できない人は、その結果、神経が高ぶって睡眠に入れなくなり、悪循環的に心身のバランスを崩してしまい事態は不健康な方向に進んでしまいます。

いずれの場合も「身体感覚（センサー）」が失調気味になっていると考えれば、理解しやすいと思います。

自然治癒力

コンピューターには、システムを正常に機能させるために、「自己診断ソフト」「自己修復ソフト」がコンピューター自体に組み込まれています。

人体にも、そのように機能するものがあって当然でしょう。心身に傷害が発生した場合は、傷害そのものによる症状、傷害を感知するための生体反応による症状、傷害を修復するための生体反応による症状が次々と渾然一体となって出現します。だから、心理的ストレスでも、身体化した症状が出現して不思議はないのです。むしろ、それが自然なことなのです。

ところが、傷害を感知するセンサーが鈍って機能しなくなると、その自然なことも起こりにくくなります。統合失調症の場合、「こころの苦しみ」が「神経衰弱症」へ向かうプロセスにおいて、このセンサー系の問題が大きく関与していると私は考えています。

それが発病する人が元来抱えている問題なのか、発病する過程で続発的に発生した問題なのかはわかりません。はっきりしていることは、これは改善可能な問題だということです。自己修復、つまり自然治癒力によって回復しているのだとは思いますが。

Sさんもその部分が回復してきていると思います。もっとも、Sさんは潰瘍になるくらいですから、もともとその問題は大きくないのかもしれません。

この自己修復モードは、主として睡眠中に起動しているように思います。Sさんも睡眠の確保には苦労されていて、いろいろと工夫されていますが、そうするなりの価値があります。

だからこれからも、そのための協力を惜しむつもりはありません。

ただし、残念なことですが、世界中にあるどの睡眠薬も、自己修復機能が最大限に発揮される睡眠の質を向上することには役立たないと思います。睡眠の質そのものも、健康度に比例するからでしょう。

だから、睡眠の質をよくするために必要なことは、目覚めているときにできる限り神経を高ぶらせないことだと思います。

論争とか、試験勉強に対してだけでなく、楽しいことに対してもです。やみくもに頑張ることは当然のこと、生真面目になることも、その部類に入ります。

だから、これからもユーモアを大切にしてください。この前に診察室で見せていただいたものは、多少ブラックユーモアでありますが、どんなのでもいいと思います。ニヤッとでもできれば、フッと全体の力みが抜ける気がしませんか。そして、疳《かん》を鎮めるための薬である抑肝散が、睡眠に対しても好影響があるのは、そのためだと思います。

神経が高ぶっているときは、そのために行動が活発化していても、脳の機能のある特定の部分だけに負担がかかっています。だから、故障も起こるのだと思います。ということは、脳の一部分に負担をかけないように、脳の機能を分散して使うこと、脳も身体も全体として使うことが大事だと思います。

その目的のためによかったのが田舎暮らしだと思います。土や緑に触れることは、都会の暮らしで使用しない機能を起動させなければならず、そのために脳の機能を分散させる効果があると思います。しかも、土や緑には生命活動全体を活性化させるものがあると思います。

このことは誰かに指導されたわけではなく、紆余曲折の後に、Sさんが自ら選んだことのようです。

それが治療的な意味をもつのは、Sさんに「自助の精神」があるからです。自ら選んだことだから、むしろ最大の治療効果になっていると思います。

自然治癒力も、それを支えるのは「自助の精神」だと改めて教えられた気がします。

次はSさんが服用したことのある薬について、それらを服用したときの感じを教えてください。そのようないわゆるユーザー側からの情報こそが、投薬する立場の者にとっては最も知りたいことです。

最後になりましたが、精神保健福祉士の国家試験合格おめでとうございます。合格発表直後の夢で、「自分の出世をお父さんに称えられて祭り上げられても、それに浮かれずにありのままの自分を認めてほしいと訴えて、そのことをお父さんもわかってくれた」という内容に感動しました。ありのままの自分であろうとしている、そういうSさんのこころを私は感じました。

服用した薬

病気とは闘わなかった。これが予後に好影響を与えたと思います

佐野卓志

アダルトチルドレン

ぼくが「こころがつらい」と初めて感じたのは、中学生時代でした。男子のみの中高一貫校に進学して、小学生のときに仲のよかった多くの友達と別れてしまいました。入学したとたん寂しさを感じました。

それとときを同じくして、性への目覚めがあり、嵐のように涌《わ》いてくる性への気持ちをも

てあましていました。

勉強は手につかないし、悪いことで恥ずかしいことだからと誰にも話せませんでした。話せる友達もいませんでした。

今なら登校拒否という手があるけれど、そのころのぼくには学校へ行かないことに罪悪感があり、それはできませんでした。

「アダルトチルドレン」という言葉には、確かに犯人探しがあります。

でも、それについて語られている本を読んだときには「これだ！」と思ったのも事実です。本を読む前から、母親とはずっと絶縁状態でしたけれど。

でも、ぼくが自分の子どもに反抗され、苦しんで、そして母親へのわだかまりが少なくなってからは、病気の原因となるものが自分の内側から自然に出てくるのではないかと、少しは考えるようになりました。

「人のこころは子どものときから少しも成長していない」、つくづくそのとおりです。

強いて成長したといえば、物事をいろいろな面からみることができるようになったことと、表現する言葉を獲得できたことでしょうか。

それに、長年の挫折経験によって包容力と諦念が身についたかもしれませんが、基本は全然変わっていません。

おっしゃるように、大人になるほどに甘えは必要なものです。愛情を向けられたり、やさしくされると癒されます。ぼくはもともと怖がりでした。そこには「甘えることに対する失調」があったと思います。そうでなかったら、孤独による発病は免れていたかもしれません。

今再発していないのも、甘えが満たされているからでしょう。怖がりは幼いころからのことなので、育ちも関係あると思っています。

子ども時代は、自分の心を開いて意思の疎通を図ることができませんでした。小さいときから自閉症に近い感性があったのかもしれません。

漱石と子規の関係が先生の書いているとおりなら、同性で甘え合う親友のある人たちはいいな、幸せだろうなと思いますが、ぼくにとって奥さんは親友的なので救われています。

健常者は「少々期待にそえなくても、悪く思わないでね」とお互いを許し合っている、と先生は書いていますが、ぼくは「できるだけ期待に添いたい」と思っています。

奥さんはほとんど健常者に近いですが、ぼくとほぼ同じような思いをもっていて世話好きです。気が合います。困っている人にできる範囲で何とかしてあげようとしています。だから、福祉の業界の水に合っていると思います。

多剤併用、大量処方する疑問

「病気と闘う」という言葉は一般受けしますが、つまりは「がんばる」ということなので治療的でないと思います。

ぼく自身のことを振り返ってみると、ぼくは病気とは闘わなかったと思います。悪くなると、「青菜に塩」よろしく、くたっとなって寝ていました。結果、これが薬の効き目を良くし、回復を早めて、予後に好影響を与えたと思います。

それでも初回入院の当初はかなりの大量処方でした。再発入院のときはインプロメンの単剤処方でした。日本ではまだ、多剤併用、大量処方が続いていると思います。これはどういうことでしょうか。

一般の病院は重症患者を診ている病院ほどスタッフは手厚いのですが、精神科は逆で、軽症患者が多く入院している大学病院などのほうが手厚く、重症患者が入院している民間の病院のほうが手薄なのが問題です。

この結果として数多くの病者が、薬物の大量投与による過鎮静の状態で長期入院になっていると思います。

このような状況のままで、新しい抗精神病薬の単剤治療に切り換えたならば、いわゆる「目覚め現象」が出現して、病棟は忙しくなりすぎて、今の看護師の数ではとてももたなくなるでしょう。

昔の精神科病院は収容所そのものでした。今は施設になりましたが、本物の病院になるのはまだまだだと思ってしまいます。

大量投薬による過鎮静に対して、たいていの病者は当然のように、コーヒーをがぶ飲みしたり、タバコをたてつづけに吸って対抗しています。水を大量に飲んでいる人も、そのためではないでしょうか。

それにしても、そのような大量投薬中の者に新しい抗精神病薬を上乗せしても何の意味もないと、素人が考えてもわかるのにどうしてプロがそんなことをするのでしょうか。

病状に変化のない長期入院患者に対し、投薬を減らしてみるということだけで八割の人に病状の改善が認められた、という報告があるそうです。

副作用は緊張しているときに強く出ます。反対に、リラックスすると副作用は減ります。こころの癒しは、薬の毒すら抑えるようです。

薬の副作用は、薬の過剰によって起こっていて、それは自然治癒力をも打ちのめしていると思います。だから、減らせばいいのに、副作用止めを出すのが定石になっていますが、よく理解できません。

飲んできた薬の感想

ぼくがこれまで服用した薬についてその感想を書いてみます。

『コントミン、ウィンタミン』

服用すると全体が動かなくなり、どよーんとした感じになります。この薬を基準に考えるクロルプロマジン換算について、先生は古い考えと言われましたが、それはどういうことでしょうか。ぼくは大量処方の目安になると思います。

『セレネース、リントン』

口が渇いたり、尿が出にくかったりする副作用が強くて、とても強烈な感じの薬です。その副作用がつらくて眠りたいのに、この薬だけでは眠気が少ないのがつらく、むしろ眠らせてくれない感じがします。

『インプロメン』

再発後にメインに服用していました。セレネースに比べて副作用は少なかったですが、尿が出にくい副作用が多少ありました。

『プロピタン』

再発前に維持薬として服用していましたが、コンピューターの仕事のときに頭がぼけるのを感じて、勝手に中止してしまいました。

『オーラップ』

アビリットの前に維持薬として使っていました。眠くならずに悪くなかったのですが、そのころいろいろあったこともあり、何となく落ち着きもありませんでした。

『アビリット、ドグマチール』

現在、一日あたり四〇〇ミリグラム服用しています。眠気はありません。緊張したときや疲れたときに口の渇きが出ます。以前は副作用で胸が大きくなりましたが、減量して元に戻りました。

『ホーリット』

現在、眠るための補助になると先生に言われて、そのつもりで服用しています。服薬量が睡眠時間にストレートに比例するようです。朝方に動悸《どうき》がすることもありました。昼間に飲むと、口が渇いたりして不快でした。

『メレリル』

精神保健福祉士の研修中、苦しくなったときに服用して不安が鎮まりましたが、ボーッとして眠くなりました。軽い薬といわれますが、いつも飲みたい感じではありません。

『レボトミン、ヒルナミン』

ぼくが服用すると、眠気も鎮静作用も強くて夜中にトイレに行くときフラフラになります。効き目はベゲタミンよりシャープですが昼間に残ります。最近の再発時は昼間にも服用して、口渇や頭痛もひどく重病人のようになって一か月間寝て、幸い幻聴も消えました。

『リスパダール』

ぼくはこれを服用すると、体が重く感じ、鼻づまりもあって不快なのでやめました。この薬は、合う人、合わない人を選ぶようです。

『セロクエル』

現在、一日あたり五〇ミリグラム服用しています。弱い効き目で、飲んだ感じがあまりありません。副作用による血糖値の上昇が心配で、血液検査のたびに一喜一憂しています。薬の効用のためだけとは思いませんが、この薬を服用するようになったころから、周りに「落ち着いた」といわれています。

『ルーラン』

飲むと体が揺れるような感じで、合わないと思ってやめました。そのときはPTSDのため、不安状態にありましたが、それを楽にしてくれる感じはまったくなかったです。

『ジプレキサ』

服用しはじめて十日間はひどい眠気がきましたが、それからはシャキッと落ち着いた感じがして、新薬らしさを実感しました。それで大変気に入っていたのですが、残念ながら、そのうち血糖値が上がってきて中止しました。

『ベゲタミンA、ベゲタミンB』

仲間に、これがないと眠れないという人が結構います。再発入院のとき、ぼくも眠るために服用していました。初めはBでしたが、夜中に起きたときに、強い不安を感じ、我慢できなくなってAに替えてもらいました。どんよりした感じが残り、悪夢をよく見て目覚め心地が悪く、今は服用していません。

『デパス』

一ミリグラムを入眠剤として愛用しています。早朝覚醒すると一錠追加します。昼間の不安なときにすぐに飲めるように、いつももっています。飲んで一〇分くらいすると不安は治まってきます。

『ロヒプノール』

普段の睡眠薬としては、半減期は中間型といわれていますが、必ず決まった中途半端な時間に覚醒してしまいます。それが嫌で量が増えがちでした。二ミリグラムを一ミリグラムに減らしただけで、二週間ぐらい反跳性不眠で夢ばかり見てよく眠れない日が続きました。ベンゾジアゼピン系薬物の「脱抑制」について、アメリカではかなり警告されているようですが、そのことについて教えてください。また、先生が統合失調症のうつに対して抗うつ薬を使わない理由も教えてください。

『漢方薬』

インターネットで教えてもらってから、抑肝散加陳皮半夏《よくかんさんかちんぴはんげ》を飲んでいます。これを飲み出してから、ロヒプノールを中止できて、デパスだけにすることができました。これだけではあまり眠れませんが、デパスを併用すると、前より早く自然な感じに入眠できてラクです。相変わらず朝早く目覚めますが、ロヒプノールだけのときよりも不快感はありません。

朝早く起きてから朝食をとり、再びデパスと抑肝散を飲み、二、三時間眠ってから起きるのが、このころのぼくのベストコンディションです。ぱっと起きることができると一日調子がいいのですが、疲れが残っていて、ちょっと眠いなというところで起きてしまうと一日中しんどいです。抑肝散を服用しはじめてから、昼間については以前よりこころが穏やかになった感じです。もっと眠れるようにと思って寝る前に二包を一度に飲むと、胃腸にきて、下痢しました。

疲れがたまっているからと、補中益気湯《ほちゅうえっきとう》を最近服用しはじめて、穏やかな眠りがくるようになりました。ただ、ずっと眠い感じがします。よほど、疲れがたまっているのかもしれません。そういう場合には合いそうなので、これからも続けてみたいと思っています。

医師の処方

総じて「神経を休めるための薬」と考えて投薬しています

三好 典彦

処方のときに考えていること

薬については、一般的なことを話すよりも、現在のSさんに対して私がどのようなことを考えて処方しているかをお話ししたいと思います。

現在のSさんに対する医療上の課題は「統合失調症の再発防止」ですから、薬物療法もその目的のためです。現処方で、そのための主剤はアビリットです。アビリットの効力はマイルドですが、ドーパミン系に対して確実に抑制的に作用します。統合失調症の再発を防止するためには、いくらかはその種の作用が必要と考えられます。

その理由は、おそらく統合失調症が発病した後には「ドーパミン系の活動に対して敏感になった状態」があるからでしょう。

これが以前は、「ドーパミン系の活動が過敏になった状態」と考えられていたので、処方の内容もそれを抑えようとして攻撃的でした。結果、大量処方に至りました。現在では、新しい考え方に基づいてそれが修正されつつあります。

ご質問のクロルプロマジン換算の意義はこのことに関連してきます。それぞれの薬のもつドーパミン系への影響力のみを薬の効力と考えて、クロルプロマジンを基準にして換算すると、それを感覚的に把握しやすいという理屈です。そして、多剤併用処方をこの方法で換算すると、大抵の場合、すごい数字になるので大量処方の目安になります。

現在は「レセプターに対する占拠率」を「薬物の力価」とみなすこと自体が修正されてきているので、薬の効力の目安とする役割は失われたと思います。新薬をこれで換算すると低い数字になりますが、その数字で効力がないともいえないし、安全だともいえません。

Sさんへの処方として私がアビリットを選択している理由は、ドーパミン系への作用がマイルドでピュアだから、重度な有害事象の危険性が低いと考えられるからです。維持薬ですからリスクが低いことも選択の要件になります。アビリットには、内分泌系への影響など、独特の副作用があることはご存知だと思います。

今のところSさんにその副作用は出ていないようです。だから、現在の一日あたり四〇〇ミリグラムの服用なら、今後も心配ないと思います。「十二指腸潰瘍《かいよう》」への効果も少し期待しています。

セロクエルは、さまざまな神経伝達系に対して抑制的に作用する薬です。私は穏やかな鎮静効果のある薬ととらえています。再発の防止のためには、「こころの落ち着き」が大事だと考えて、この薬を処方しています。

以前は、同じ目的でメレリルを処方していましたが、心臓への影響を考慮すると、セロクエルのほうがいいので変更しました。飲み心地も、セロクエルのほうがいいと言う人が多いと思います。

メレリルを服用すると、少量でも「窮屈な感じ」があるのかもしれません。その点、セロクエルは「軽く身にまとえる感じ」だと思います。高血糖の副作用は、今後も注意していく必要があります。

ジプレキサは、投薬して急激に高血糖になったため中止しました。

Sさんはジプレキサを服用して「シャキッとする感じ」と報告されました。Sさんにとって「それがいい感じ」だったと思いますが、私は「いくらか落ち着きがない」という印象をもちました。いわゆる「目覚め現象」といわれるものかもしれません。一錠(五ミリグラム)

の処方だったので少なすぎたのかもしれません。

私の考えでは、「どこに効いているのかわからない」のが維持薬だと思います。

その点ジプレキサは、維持薬として考えると作用が突出するような気もします。

アビリットとセロクエルを合わせると、効力の点ではジプレキサに近い感じになるという計算もあります。

「目覚め現象」が、慢性的な病状のなかに停滞している病者にとって、病状再燃の契機になることがあります。「こころの苦しみ」も目覚めさせてしまうと考えたら、当然の結果でしょう。

もう少し正確にいうと、慢性的な病状のなかで「こころの苦しみ」が消えていたわけではなく、「こころの苦しみ」を解消しようとする精神エネルギーを、火薬を湿らすように、薬で湿らせていたのでしょう。

Sさんが不思議がる「薬漬け」はそのような必然から発生します。無理に抑えると反発現象が、こころにも、身体にも、生じることが当然なので、「いたちごっこ」になっているのです。

そのまま停滞している病者はある程度目覚めさせないと、「こころの苦しみ」がどこにあるのかもみえなくなっている場合がありますから、「目覚め現象」は必要です。

ただし、そのまま病者に任せていると、「こころの苦しみ」を強引に解消しようとする方向に走りがちです。そうなることは、発病過程の再現そのものです。だから、人の力で「こころの苦しみ」を受け止めて、無茶しないように見守る必要があるのです。

デパスとホーリットは、睡眠の安定を目的として処方しています。再発の防止のために「睡眠の安定」は絶対条件だと思います。その意味では、両剤ともSさんにとって重要な薬でしょう。

デパスは平均的な安定剤ですが、なぜか統合失調症の不眠にいいというデータがあり、実際そのようです。

ホーリットは、神経の高ぶりを鎮める作用を期待して処方しています。高齢者が「せん妄状態」となって興奮しているときも、少量で穏やかに鎮めます。「こころ」というより、「神経」そのものを鎮める感じです。基本的には夜に服用する薬だと考えています。昼間に服用すると、不快感が強いようです。

デパスも、ロヒプノールもベンゾジアゼピン系の仲間の薬物です。ご存知のようにこの系統の薬物は安定剤、入眠剤として使用されます。

ご質問の「脱抑制」については、私はこの系統の薬物の基本的な作用と考えています。副作用と考えていないということです。

フロイト以来、「抑圧からの解放」が治療の目的そのものでした。今では、時代の精神を感じる言葉です。そして、ベンゾジアゼピン系の薬物の「脱抑制」は、それが必要な人にとって、その目的にかなうものでした。

しかし、現代では「抑制がなさすぎる」ことが問題となる人が増えています。抑制がないとは、反応するだけで「薄っぺらい」ということです。そのような人がこの種の薬物を服用するとどうなるかは、想像できるでしょう。

つまり、「脱抑制」が問題となる場合は、副作用ではなくて、目的外の使用の結果とするべきだと思います。大量に服用すると、誰でもそうなってしまいます。

私は、どのような患者さんに対しても、なるべく控えめに投薬しているつもりです。

服薬を得心することの大事さ

Sさんの服薬量はいずれの薬も、平均的投薬量からすれば少量です。少量で十分な状態だから、少量にしています。少量にして、どこかに「耐えなければならない」ことがあるとすれば、増量したほうがよいでしょう。「耐えること」に意味はまったくないと思います。

Sさんが少量の薬ですむのは、何といっても、薬の作用を受け容れているからだと思います。本人が薬の作用を受け容れる気持ちがないまま強引に投薬しても、ある程度薬の効果はありますが、納得して服用したほうがはるかに効果的です。

したがって、そのほうが投薬量は少量ですみ、副作用の負荷も軽くてすみます。

服用した薬の作用に反発が生じて、投薬量をめぐって医者と「いたちごっこ」することは不毛な結果しかもたらしません。そうならないために、服薬を得心していただくための説明を工夫しています。

私は、総じて「神経を休めるための薬」と考えていいのではないかと思います。少なくとも、その目的で投薬しています。

そして、抗うつ薬も、うつ病の人に対する「神経を休めるための薬」と私は考えています。統合失調症がベースの「うつ状態」と、躁うつ病がベースの「うつ状態」とは、病態が別ではないかというのが私の考えです。実際、典型的な「うつ病」の病状とは違います。したがって、統合失調症の人に抗うつ薬が役に立つかどうかが疑問です。病状悪化の懸念もあります。外来だけの診療所では、治療的な冒険は難しく、どうしても保守的な処方傾向になります。

病状が悪化する場合、その原因は薬の影響だけでなく、抗うつ薬を服用するときの目的意識にも問題があると思います。

「抗うつ薬は元気を出す薬」と理解して、「飲んで元気を出そう」とすると、うつ病の人もよくなりません。うつ病の人にも休養が絶対に必要なのです。

そのパターンで、統合失調症の人が病状を悪化させてしまう場合もあるのではないでしょうか。

病気と闘わなかったSさんは、そのことをなぜか、直感的に理解していたのでしょう。あるいは、お父さんの考え方が反映されているのかもしれません。

私は、大多数の病気について「病気は克服するべきものではなく、癒されるべきもの」と思っています。精神科の病気は、依存症も含めて、すべてがそうだと考えています。克服すべきものでないのなら、「努力」は必要ありません。

しかし、回復するまで待つ「辛抱」は必要です。これはSさんも合意なされるのではないでしょうか。


最後に言い訳をさせてください。処方する側にとって、処方したことによる結果がほどほどによい場合が結構やっかいです。前にも進めず、後退もできずということです。それが、多剤併用、大量処方へとつながっていくのです。

明らかなマイナスの事象が生じると、誰でも中止するなどの適切な対応ができます。副作用のために薬を減量しなければならない場合があります。何も起こらないようにと祈りながらそうしますが、そういうときは案外大丈夫です。

そもそも、何もかもを薬で対応しようとしていることが、間違いなのでしょうが。

電気ショック

ぼくの過去の記憶はつらくても、記憶を奪われたいとは思いません

佐野卓志

三度目の危機

平成十五年一月にぼくは電気ショックについての論争をネットでしました。「子どもが電気ショックでよくなった」という病者の家族の意見にぼくが反発したのがきっかけです。そこからいろいろな人たちを巻き込んで、賛成派と反対派に分かれての長い論争が続きました。

そのとき、「精神保健福祉士の教科書には、電気ショックの有用性が書いてあるのだから、反対する者は精神保健福祉士になる資格はない」とまで言われました。

そして、メールの公開を迫られて、それを拒否すると、「やましいのか」と言われ、ぼくはどんどん追いつめられました。

論争しているうちに十二指腸潰瘍《かいよう》が痛み出しました。それから怯《おび》えと疲労でフラフラになりました。逃げてもとことん追いかけられ、一晩中眠れませんでした。そして自分のほうから一方的に離脱を宣言して、この論争からやっと逃げ出せました。それでようやくラクになりました。

ほっとしてから数日して、自分を誉《ほ》めてくれる幻聴がおずおずと出てきました。その後、非難する幻聴に変わり、それが一日中続きました。これが最も最近経験した三度目の急性期です。

友達の遺志を引き継いで

前にも書きましたが、暴れた患者が看護士に両腕をねじり上げられて、保護室ではない部屋に引きずられていくのを目撃しました。その部屋には医療機器のようなものが置いてあり、電気ショックを受けたようでした。

引きずられているとき、ぼくは彼と目があったのですが、そのときの目が忘れられません。

それがぼくの原点です。

ぼくには、数十回にわたって電気ショックを受けたネットの友達がいました。その友達は、施行中のけいれんのとき、看護師に押さえつけられたことで、胸部を圧迫骨折しました。医師にそれを訴えても、「君の骨が脆《もろ》いんだよ」と言われたらしいです。友達は電気ショックによる後遺症で後々まで記憶障害に悩まされていて、「バスの乗り方を忘れてしまった」とか、「記憶がなくなり死にたくなった」と訴えていました。

その友達は自分の電気ショックの体験をネットにありのままに書いていました。そのなかの「一回目の電気ショックの後、多幸感につつまれた」というところだけをある人に取り上げられて、その人に「良かったじゃないか」と言われたことにショックを受けていました。でも、友達は論争に加わりませんでした。本当に怒るべき相手は、医療現場で電気ショックを乱用する医師だと考えていたからです。

そして、医師に従うままの家族と患者を悲しんでいました。

友達は若くして既に亡くなられましたが、生前「賢い患者になれ、賢い家族になれ」と、そして「自分の身は自分で守れ」と訴えていました。そして、県立芹香病院での電気ショックによる死亡事故をきっかけにして、精力的に資料を集めて電気ショックの実態を暴く本を出そうと考えていました。

ぼくはその友達の無念を感じ、遺志を引き継ぎ、何とかして電気ショックを廃絶したいと思っています。

そういうわけで、ぼくは「電気ショック」と聞くと、アドレナリンが出て血が逆流し、緊張します。

インフォームド・コンセント

今日の精神科病院の現状では、人手不足と経済性を理由に、まだまだ力でねじ伏せることを正当化していると思います。

精神科病院に入院させられると、拘束されて、牢屋のような個室に閉じこめられ、それから電気（電気ショック）をかけられるという、昔ながらの悪いイメージは改善されていません。

だから、精神科病院に入院するということ自体が、患者さんに大きなダメージを与え、医原性のトラウマになります。四肢拘束や電気ショックはましてそうです。

医師が治療合意に向かってかける時間やエネルギーが少ないほど、患者さんのトラウマは大きくなって、治療に抵抗しようとし病気を否認する原動力になるのだろうと思います。それがさらなる再発を招くのです。

トラウマを負った人は「手負い」になります。ぼくは「手負い」の人をたくさん知っています。入院を極度に怖がる人はみな「手負い」です。そこまでではなくても、医療不信の声がいっぱい聞こえてきます。医師には本当のことを言わないとか、薬は自分勝手に飲んでいるとか、民間医療に鞍替えする人もいます。

本人納得のうえで電気ショックをしたということはほとんどないと思います。麻酔をする必要があったり、事故が起こったりする可能性があるのに、本人に対するインフォームド・コンセントはほとんどないようです。インフォームド・コンセントがあったように形式だけ整えている病院もあります。どうなっているのでしょうか。入院時にサインをしていたら何をしてもOKなのでしょうか。

昔は、電気ショックを脅しに使っていました。そう使えるのもそれが恐怖だからです。このごろの医師が「恐怖」を無視してもよいのでしょうか。

記憶障害の恐怖

電気ショックの問題点は記憶障害です。仲間のつらい話をたくさん聞きます。過去の記憶喪失もあるようです。

電気ショックを受けて、嫁さんとのことを忘れてしまい離婚されてしまったという話を聞いたことがあります。

電気ショックの前後の記憶をなくして、家族がそのことで病院を訴えると言っているのに、当の本人が何も覚えていないからどうしてよいのかわからないという話もあります。

クラス会に出ても、過去の記憶が抜け落ちていて、同級生たちのことをすっかり忘れていた人もいます。

ぼくの過去の記憶はつらくても、記憶を奪われたいとは思いません。もし、H子との温かい記憶を失うことがあったら、とても怖いです。

電気ショックを乱用する医師は、アメリカからの情報しか見ていないようです。彼らは「効果と安全性は確立している」と主張しますが、その根拠としている文献は外国のもの、特にアメリカのものです。つまり、自分でものを見ようとせず、我々、病者の声を聞こうとはしません。

「無けいれん法で酸素をきちんと供給していたら、記憶障害は起こらない」と主張する医師もいます。それは本当でしょうか。大学病院で無けいれん法の電気ショックを受けて、記憶障害が残ったと語る友達を知っています。

電気ショックの安全性について、医師の言葉を鵜呑《うの》みにすることはできません。医師が自ら抗精神病薬を服薬した体験を語ったものは見たことがありますが、「電気ショックを受けてみました」という医師の話は聞いたことがありません。

本心から自信をもって安全と思っているのなら、自分自身を実験台にしてそれを証明してほしいものです。絶対、そんなことはしないでしょう。そこらあたりにこの問題の本質が現れているのではないでしょうか。

柔らかい治療をめざしてほしい

このごろの精神科医は、こころよりも脳についての関心が高いのに、電気ショック後の脳の障害（記憶障害）についてはあまり関心がないようです。電気ショックを乱用する医師は効果のみ強調し、記憶障害のことは無視しているか、意図的に軽くみているように思います。「少しの記憶障害くらい、気が狂っているよりもましだろう」と考えているような感じです。死亡事故が起こっても、そのほうがましというのでしょうか。これは病者の尊厳を無視しているのではないでしょうか。

「修正型電気けいれん療法は安全性、有効性ともに高く、絶対的な禁忌はない。即効性をも有することから総合病院精神科においては、効率的な病床運営のためにもなくてはならない治療法になっている」と述べる医師もいます。

この「効率的な病床運営のために」というのはひどすぎます。「看護が楽になるため」ということも聞きます。そのようなことは病者にとってのメリットではないでしょう。電気ショックをすることで医師は人格まで変わってしまうのでしょうか。電気ショックをすると病識をもてない病者を増やして、結果、保護室を使う人を増やすのではないでしょうか。どんどん退院をさせるために、電気ショックでとりあえず鎮静するというのは荒っぽすぎます。

重症のうつ病に効果があるといっても、自殺が心配なら、誰かがずっと見守っていることが本当にすべきことではないでしょうか。

作業所の仲間内では、電気ショックを受けたことのある人のほうが再発が多いという印象があります。電気ショックを受けても短期間の鎮静だけで、後々の治療のことは考慮されていないようです。再発にはさまざまな理由が絡んでいると思いますが。

電気ショックを受けると、自然治癒力がなかなか発動しないと星野弘先生は主張されています。電気ショックを受けたばかりに、後々の治療にずいぶん苦労したという記述がありま す。

電気ショックを受けたことを契機として、中井久夫先生が言う「心の産毛」が失われても、ぼくは「甘えたい気持ち」をもっているのでしょうか。記憶を失ったら、ぼくは再び孤独です。

ぼく自身は、ソフトな精神科医療との出合いによって助けられたと思っています。それが好循環となって、以後主治医が変わってもずっと比較的穏健な治療を受けることができました。多くの医師も、柔らかい治療をめざしてほしいと思います。

病気との共存

「電気ショックなんて古くさい」と内心で思ったらどうですか

三好典彦

私の論点

この「電気ショック」については、なるべく端的に語りたいと思います。というのは、Sさんはこの論争にのめり込んで、熱くなりすぎ、危うく本格的な再発になりかけたからです。また、この議論は、とりあえず、統合失調症の治療についてのみに限らせてもらいたいと思います。

Sさんは当事者だから、統合失調症について発言する権利があります。私は当事者に、治療のことについてもっと発言してほしいと考えています。

一方、今のところSさんは、ほかの疾患の当事者ではありません。だから、Sさんはほかの疾患の場合にまで言及しないほうがよいでしょう。電気ショックが他疾患に有効であろうとなかろうと、統合失調症の治療とは一切関係ないことです。

治療としての是非を語る場合は、そのことをはっきりさせておいたほうがいいでしょう。倫理の問題は別です。電気ショックの適応を拡大する傾向があるのも知っていますが、このようなリスクのある実験的治療（適応拡大は実験）は、少なくとも他科の医師と倫理審査をすべきだと思います。そうすることが、一般科では常識になっていると思います。

統合失調症者の人としての尊厳を顧みない輩は、腹立たしいことでしょうが、議論の相手にしなくていいのではないでしょうか。そういう輩は、聞く耳をもたないでしょうから。生命がかかっている緊急事態において、医師の裁量権は最大になると思います。これは天井知らずということではありません。

統合失調症がらみの緊急事態というのは、大体が病者にとってのことではなく、周りの者にとっての緊急性です。要するに、「病者本人の命が危ないから、緊急に治療しなければならない」ということは滅多にありません。あるとすれば急性致死性統合失調症でしょうが、その場合は電気ショックの適応はないと思います。

統合失調者の自殺は、急性期から醒《さ》めたときに起こりやすく、当然、電気ショックの適応はありません。つまり、統合失調症の場合、緊急性は理由にならないと思います。

私自身には、電気ショックを患者さんに施行した経験はありません。私が精神科病院で入院治療を担ったのはたかだか四年半ほどのことですから、その点は割り引く必要がありますす。

ただ、その四年半の間に二〇〇床の病院全体でも、電気ショック施行例は一例もありませんでした。

これまで私が電気ショックを治療法として考慮しなかった理由は、電気ショックに一時的な効果があったとしても、統合失調症治療の「総合的戦略」のなかに、それを位置づけることができないからです。むしろ、電気ショックを施行することによって、治療の「総合的戦略」を断ち切ってしまう可能性があると考えています。

何しろ、電気ショックは連続性を断ち切るものだからです。

酸素を供給しようとも、「電気ショックをして記憶障害が起こらない」と述べた文献を私は見たことがありません。「電気ショックによって患者に記憶障害が残る可能性がある」というのは、医師の共通認識だと思います。「永続的な認知障害を引き起こすエビデンスはない」と述べている文献はありますが、これは論理のすり替えです。「永続的な障害を引き起こさない」というエビデンスが必要なのですから。

つまり、「電気ショック」にはリスクがあると認識されているのですから、これを治療法としてあえて選択する医師は、そのリスクを超えるだけのベネフィットがあることを証明するべき立場にあると私は考えます。そして、私はそれを証明することができません。

統合失調症の治療において、「こころ」「精神の機能」「社会生活」「人生」を総合して考慮しなければならないということを、これまで二人で話してきたようなものですから、Sさんもよく理解されていると思います。統合失調症の全プロセスの底に流れるものが、病気をつくり、病気を癒すことは、Sさん自身のことを考えれば明らかです。

だから、仮に電気ショックが一時の病的プロセスを断ち切ったとしても、それが総合的にプラスになるのか、本当にわからないと思っています。これは、星野弘先生の主張なさっていることとほぼ同じだと認識しています。

治療についての新しいビジョン

以上のように、私は電気ショックに対する積極的反対論者ですが、しかし、一方で私は「電気ショックの是非」について論争しても、医師の倫理観を批判しても、医学界は何も変化しないと思っています。Sさんにとって納得しがたいことでしょうが。

そして、医学界の内部から変化が起こるとすれば、「治療について新しいビジョンが開かれること」以外にはないと考えています。だから、そのために私はこの試みに参加しています。

最新のがん治療も、「がんを取り除く」という考え方から、治療の総合的戦略に基づく「がんとの共存」をめざす方向に修正されていることをご存知でしょうか。同じように、これまでの統合失調症の治療でも、その背景に「正気に戻す」という考えがありました。

ところが、新しい向精神薬の登場によってそのもととなる考え方に変化のきざしが見え、これからは「病気との共存」に修正されていくだろうと考えています。

電気ショックが治療であるとする主張の背景に、「正気に戻すことが治療」という考えがあるのは明らかなことでしょう。その考え方自体が、今となっては古くさくなりつつあるということです。

そこで私がSさんに言いたいのは、Sさんのように「自助の精神」をもつ人が増えれば自ずと「電気ショック」は治療法として廃れていくということです。

Sさんもそのような仲間を求めて、わざわざカミングアウトしたのですよね。そして、そのこと自体が治療の新しい方向をつくっていると思います。

だからSさんは、これまでのような内容の論争には巻き込まれないで、「電気ショックなんて、いまだに古くさいことをやっている」と内心で思ったらどうですか。

ちなみに、たいていの医師は「古くさい治療」と言われると結構反応します。

統合失調症の治療は、がん治療以上に「病気との共存」を考えなければならないと思います。私の考えを正確に表現すれば、「病気になる可能性との共存」ですが、それが可能になるためには、Ｓさんのように、病者自らが「自助の精神」をもつということが大事になると思います。そのことが病気自体の経過を変えることができたら、それが「実証」になるでしょう。私はその実証が可能だと思います。

エビデンスは外国にあるのではなく、我々の目の前にあると私は思っています。

そして、「病気になる可能性との共存」は何も病者だけのことではありません。現時点における健常者は、これまで精神障害になっていない者ですが、これからも精神障害者にならないという保証はどこにもありません。

厚生労働省が「こころのバリアフリー宣言」とやらを突然出してきてびっくりしていますが、そのなかでは、「精神疾患は誰でもかかる可能性のある病気であり、適切な治療の継続により、その症状は相当程度安定化し、軽快または治癒する病気である。また、代表的な精神疾患の一つである統合失調症も糖尿病や高血圧等の生活習慣病と同じように、継続的な治療や支援を行うことにより長期的に症状の安定を図ることができる」という現状認識をしています。そして病者は、病気に一度なった者として、そうでない者よりは特別気をつけなければならないのは確かなことでしょう。

論争はやめてほしい

私は、この往復書簡を最後にSさんが「電気ショック論争」から身を引くことを願っています。その理由というのをこれまで二つ述べました。

一つは、とにかく再発の危機にさらされないためであり、もう一つは、「統合失調症の自助の援助」が、この分野でなすべきSさんの本来の仕事と思うからです。

つまり、医師に対して唾を吐きかけることより病者に向かって言葉をかけることだと思うのです。

そして、もう一つの理由があります。

それは奥さんの気持ちです。奥さんに直接聞いたわけではありませんから、私が想像する奥さんの気持ちです。本当のところは、奥さんに聞いてください。

奥さんは健常者です。だからSさんは、最低一人の健常者の気持ちを理解しなければなりません。健常者である奥さんに「できるだけ期待に添いたい」という気持ちがあるのは明らかです。その気持ちがなければ、奥さんは今の役割を引き受けないでしょう。

「できるだけ期待に添いたい」という気持ちが健常者には乏しいとSさんが思うのなら、それは無理解です。Sさんご自身も、元々は健常者であったことを忘れてはいけない。そして、Sさんが健常であった若いころにも、その気持ちはあったでしょう。

以前の「少々期待に添えなくても、悪く思わないでね」の真意がうまく伝わっていないと思います。正確にいうと、「できるだけ期待に添いたいと思っているが、その能力がなかったり、その余裕がなかった場合は、悪く思わないで許してね」です。

人に役立ちたいと望むのなら、「役立ちたい」という気持ちがあることは当然で、大事なのは自分の能力と余裕です。おぼれかけた人を助けるためには、気持ちだけでは無理です。

そして奥さんは、現在あまりに多くのことを引き受けすぎていると思います。Sさんが論争のために消耗して三日でも寝込めばそれだけ奥さんの負担は増えるでしょう。奥さんがそのことについて何も言わないとしたら、Sさんが意味のあることをしていると理解しているからです。

だからSさんはそれが意味あることだと奥さんに説明できなければなりません。自分の限られたエネルギーを何に使うことが意味のあることなのか、考えてみてください。Sさんの価値を考えれば、私は論争に付き合うことはもったいないと思います。

精神保健福祉士

患者の友達ではダメ。痛切に肩書きが欲しいと思いました

佐野卓志

こころを裸でさらしている

「できるだけ期待に添いたいと思っているが、その能力がなかったり、その余裕がなかった場合は、悪く思わないで許してね」ということは、現在のぼくたち夫婦の間では日常的なことです。

それは、お互いがぶつからないためにも余裕のある生活を大事にしようと、そのように心

がけているからです。たまには余裕がなくなることもありますが。余裕がなくなると相手に対する要求が待てなくなります。

それから奥さんにも、疲れたら何もせずに早く眠るように、と声をかけます。

電気ショック論争はもうこりごりです。こっちは一か月寝込みましたが、相手は翌日から働けるのですから。奥さんも大変だったろうと思います。

ぼくは「痛々しいまでこころを裸でさらしている」とネットで指摘されました。そう言われるまで、ぼくにはそのような自覚はありませんでした。

ぼくは常に本音です。ジョークを言うときにも本音で言っています。

それでネットでも、他人の好意をもった書き込みには、こころからほっとします。反対に、悪意をもった書き込みには、世界中が敵に回ったような気がしてしまいます。その恐ろしさから、奥さんにしがみついて、泣きながらそれを忘れようとしたこともありました。

健常者に敵意をもって責められると、ぼくは本当に怖いです。ぼくには本当に攻撃力というものがありませんから、もろにいろいろな角度からダメージを受けてしまいます。

ぼくの奥さんは、恐ろしくわがままで、よく働く、やさしい奥さんです。掃除には多少神経質すぎますが。

付き合いはじめのころ、ぼくのつらさを味わってみたいと、思い入れすぎて疲れてしまったことがあります。

でも最近は、ぼくのことを普通にほったらかしです。ぼくが調子が悪くなると、ひどく冷たい目つきになり、人を寄せ付けない雰囲気になるからすぐわかると言います。そしてたとえ再発しても、すぐ治るからと、安心しきっているように言います。親しい友達のようです。これがかえって、低ＥＥ（感情表出）になって、再発を防いでくれているようです。

ここ何年も病気は落ち着いているといっても病状には波があります。

電気ショック論争での再発のときは、数日後に「自分を誉《ほ》める幻聴」が出てきました。それはやがて「自分をけなす幻聴」に変わりました。

幻聴に一日中悩まされるようになり、レボトミンとセロクエルを増量しました。それから、作業所を一か月以上休んで療養しました。レボトミンの鎮静作用は苦しいものでしたが、ロヒプノールで緩和して耐えました。それで何とか幻聴はなくなりましたが、時間が経つのがずいぶんと長く感じました。

精神保健福祉士という資格

精神保健福祉士養成校の研修スクーリングでは一週間、朝から晩まで授業を受けました。受ける前から乗り切れるのか不安でした。

そして案の定、授業中に眠りこけてしまい、いびきがうるさいと隣の人に起こされるという失態をしてしまいました。

ごく最近のことでは、精神保健福祉士の国家試験勉強中に、奥さんの孫（H子には亡くなられた前夫がいて、その間には子どもがいる）が来て、ぼくのほうは邪魔者にされたような気がして、それと、近づく試験のあせりもあって、黙って家を飛び出しました。そのときは実家で四日間過ごしました。このころでは、こういうことは珍しいことでした。

これまでぼくの作業所の仕事は「世話役」ということになっていましたが、精神保健福祉士の試験に合格してからは「非常勤の相談役」にもなりました。

ぼくが精神保健福祉士の資格を取ろうと思った理由は、こんなことがあったからです。ある作業所のメンバーが主治医に言いたいことが言えなくて困っているというので、ぼくが一緒についていこうということになりました。ところが、行った先の病院でぼくは彼の主治医に面会できませんでした。患者の友達ではダメという理由でした。このとき、痛切に肩書きが欲しいと思いました。それで、精神保健福祉士の資格を取ろうと思ったのです。

それにしても、国家試験に合格したことに対する両親の喜びようはびっくりするほどでした。一度目の退院のときに、「おまえは一生働かなくていいから」と父はぼくに言って、ぼくのことをあきらめきっていたことからすると、無理もないかもしれません。

車は急には止まれない

最近、口が渇くということをしばしば経験します。ぼくはそのことを、緊張が高いときには薬の副作用が出やすいためではないかと考えています。もちろん、これを理由にして薬を減らすことは考えませんが。

病気の回復の境目にはさまざまな身体症状が出るという中井久夫先生の臨界期についての考えを思い出します。

漱石は胃潰瘍《かいよう》がもとで亡くなったけれども、実はそれは「神経衰弱」の回復過程の途上だったという先生の考えにも賛成です。

ぼくのことを振り返ると、調子を崩す前触れに必ず十二指腸潰瘍を患います。本気でそのときに養生すれば、精神の失調まで至らないと思いますが、「車は急には止まれない」ということです。プレッシャーの最中から、いきなり一八〇度切り替えして養生に専念することは、きわめて困難なことです。

睡眠には気をつかっています。睡眠不足では翌日満足に活動できません。時々は朝から活動しなければなりません。その場合、午前中は大丈夫なのですが、午後になると重い体で活動しなくてはならず、気力で立っています。だから、ぼくの活動の限界は、基本的には半日です。昼前から動きはじめると、夜の十時ごろには電池が切れます。

夜の薬を飲んで一時間ほどすると昼間の緊張が抜けてきて、活動停止となります。

一日の緊張が抜けずに考えごとが浮かんできて、眠りにつけないときにはデパスを一錠追加します。眠りにつく前に足の筋肉がピクッとしますが、これは睡眠障害でしょうか。

どうしても朝から起きて何かをしなければならないときは、憂うつですけれども、少々無理してこなします。

教会の礼拝は日曜日の午前中なのですが、牧師の説教中に必ず心地よく眠っています。普段は、作業所にも昼前に出て行き、調子が悪いなと感じるときには長椅子に横になって眠ります。一時間ぐらい熟睡すると、再び動けるようになります。

たまに、朝からえらく体が動いて調子のいいときがあります。このときは「ハイ」になっているなと意識して、次の日はゆっくりと休むようにしています。

しばしば軽いうつ気分に見舞われます。その原因には心当たりがあり、たいてい相手に対する怒りを直接ぶつけることができないときです。その場合一日で治ることがほとんどですが、もっと休息を必要とするときもあります。

疲れてくると幻聴が聞こえることもあります。そのとき、今のは幻聴だったなと意識できます。

後遺症

発病の前とは雲泥の差。その無理のできなさは後遺症だと思います

三好典彦

逃げるが勝ち

「痛々しいまでこころを裸でさらしている」という今のSさんから、Sさんが書簡の最初に書いていた「うそをついてもいい、人からはよくみられるように」というお母さんの教育方針を思い出しました。この皮肉な結果をどう考えたらいいのか。そのように言われていて、一方で「私の前では隠しごとはいけない。うそをついてはいけない」と言われたら、それは

Sさんも戸惑うと思います。

現在の「うそをまったくつけない」Sさんには、後者の言葉のほうが強く残っているのでしょう。「うそをつく子は悪い子だ」と。

Sさんを初め、この言葉に傷ついている多くの人たちに、私は次のような言葉を贈りたいと思います。

「身を守るうそは悪くない」と。

人を陥れるうそは確かにまずいでしょう。倫理的なことだけでなく、しっぺ返しの可能性があります。

しかし、「身を守るうそ」は基本的な生の戦略です。生物全般を考えればよく理解できると思いますが、「騙し合い」は生の本態です。擬態とかいろいろあります。そして、生きる術《すべ》を身につけるということは、「身を守るためにいろいろなうそをつけるようになること」と言い換えてもいいほどだと思います。あと「逃げるが勝ち」「三十六計逃げるにしかず」も、大事な生きる術です。

しかし、Sさんに対して、今さらこのように言うのも酷な気がします。だから、逃げることだけは上手になってください。そのほかは、Sさんの個性としてそのままでいいと思います。

無理のできなさ

傍目から一見すると、Sさんに目立った後遺症はないようにみえます。

しかし、Sさんの疲れやすさ、無理のできなさは、発病の前とは見る影もないほどではないでしょうか。発病前はあんなに無茶がきいたのにと思いませんか。無茶がきいたからこそ発病したのでしょうが、それにしても雲泥の差ではないでしょうか。

その無理のできなさは後遺症だと私は思います。単に「脆弱性」と考えても同じことですが。

しかし、このような後遺症があるから、現在は再発しにくくなっているとも考えられます。そう考えると、生体の反応としては合理的なことです。

統合失調症の病者で、発病前の経歴が立派な人も珍しくなく、元弁護士さんという人も知っています。そのような人でも比較的簡単な社会的課題をこなせないことがあります。それが元々からの障害であるとは考えにくく、病気のために重度の後遺症を残しているからだと思います。

長期入院や長期の引きこもりが影響することもあるでしょうが、そのためだけとは思えません。

いわゆる陰性症状のことですが、「それが後遺症だ」という見方はあまりされません。一般的にはそうですが、私はそれも後遺症ととらえています。そして、この後遺症の重傷度は幻覚妄想状態にあった期間の長さや再発の回数に比例しているようにみえます。だから、再発は重ねないほうがいいのです。

自己決定の支え

Sさんは、統合失調症者とのつきあい方をテーマにした本を読まれて、「このような本を読んだ精神保健福祉士が育つのは困るな」という感想をもったこと、特に臨床心理のセラピストを名乗る者が本の内容を絶賛していることに憤慨されていました。

私もその本を読んでみましたが、「著者がこころを置き去りにしている」とSさんが感じたのだろうということは、察しがつきました。

著者が「病者とのつきあい方」を語るのなら、つきあいをされるほうの視点、つまり、病者のこころについての言及がもっとあってしかるべきと私も思いました。少なくとも、「病者がこれを読むとどう思うだろうか」という考えが不足しているようです。

しかし、本のタイトルが『統合失調症の後遺症に対する介護の実践』ならば、「後遺症とのつきあい方」には実践的なヒントはあると思います。

この本に書いてあることは、「病者の代理自我としての機能」についてだと思います。そして、この「代理自我」を必要とする状態が、統合失調症の後遺症だと私は考えます。

「代理自我」を簡単にいえば、自己決定の支えです。この病者自身がなすべき自己決定を他者が援助するということは、いくらか矛盾を孕《はら》んでいるので、実際は困難な課題です。

「代理自我」が必要な場合というのは、「こころの不安」や「精神の緊張」のために判断停止になっている場合です。「不安や緊張」ととらえられる以前の「ストレスそのもの」というほうが正確かもしれません。そして病者は、判断停止状態に容易に陥ってしまうと考えられます。それが、「不安感や緊張感」というように、身体感覚としてとらえられ、さらに表現されるようになれば、病気そのものの改善につながるのだと思います。

しかし、現実生活を遂行するためにはとりあえず「判断のアシスト」が必要になります。転倒しやすい人のための杖のようなものです。

訓練の意味と限界

ＳＳＴ（生活技能訓練）も病者のプライドを無視して子ども扱いしていると、Ｓさんは批判されていました。このＳＳＴだけでなく、リハビリ療法はすべて、障害者のプライドを傷つけがちなところがあります。健常ならば当たり前にできることを、訓練するからです。そのことへの配慮が必要ということでしょう。

そのうえでＳＳＴの意義はあると私は思っています。しかし、一般にいわれている理念を額面どおり受け取っているわけではありません。

適切な状況判断に基づいて効果的な行動を選択する「認知能力」を高めることがＳＳＴの

通常の理念だと思います。ところがＳＳＴをすると、その結果は、理念とむしろ反対のことになると私は考えています。

そう考えたうえで、私は意義があると思っているのですが、それを説明するのは少し困難です。

Ｓさんは、脳卒中などで麻痺した手足を「良肢位に固定」するということが生活能力の改善目的の医療になることをご存知でしょうか。関節は自由に動かせることが本来の健康な機能ですが、関節の動きを犠牲にしても、生活に役立てるような角度に関節を固定するという発想です。

ＳＳＴには、そのこととほぼ同等の意義があると考えています。ＳＳＴのキーポイントが「構造化、個別化、体系化」ということですから、精神の自由度を広げている方向にはないと思います。訓練とは、すべてそういうものではないでしょうか。そうだとしても、あるパターンに固定したほうが、結果として生活には役立つということです。

ＳＳＴの理念を杓子定規に病者へ適用すると、以上のような理由でマイナスの副産物の可能性があります。

しかし、以前にも述べたように、スタッフが治療意欲をもってかかわることの「治療的雰囲気」が、重要な治療的副産物だろうと思います。そのような雰囲気がなければ、ＳＳＴの場面で病者の表情は生き生きとしないと思います。

「認知障害」について

私自身は、認知障害を統合失調症の本質的症状だとは考えていません。認知面に機能的な障害が生じているとは思いますが、それは後遺症だと考えています。

だから、SSTはリハビリという位置づけなのです。

私の統合失調症の理解は、Sさんのあの夢のとおりです。システムが暴走すると、最終的にシステムはフリーズしてしまいます。それが判断停止状態です。そこに生じていることは、「認知障害」として語られるようなスタティック（静的、固定的）なものでなく、心理面も含めたダイナミックなものだろうということです。

判断停止になっているとき、その人の精神活動の状態は「出力停止、情報収集モード」になっていると私は想像しています。これは、出力したときに作成した「出力結果の予測」がはずれて、混乱が生じると起動するモードです。このモードに入ると、出力して収集する情報が入らなくなり、ますます混乱に陥る可能性があります。

音波探知機（ソナー）に、パッシブ（受動的）とアクティブ（能動的）の二種類があるのをご存知ですか。「出力停止、情報収集モード」は、そのパッシブのみを使用している状態だと考えられます。

アクティブソナーは、音波を発信して、その音波の跳ね返りから対象を探知する機構になっています。《予測→出力→反応の探知》、そして再び《予測→出力→反応の探知》を繰り返すと、対象はしだいに明確になっていきます。

だから、パッシブソナーだけで対象を明確にすることは困難なのです。そして「出力停止、情報収集モード」のなかで、不明瞭な情報が意味をもつようになるかもしれません。そのことが意味情報の突然の生起、つまり幻聴の侵入になると考えられます。

さらに、この些細《ささい》な情報をもとにして強引な予測を組み立てると、妄想化していくのだろうと考えます。つまり、幻聴も、妄想も、厳密にいうと後遺症だと私は考えています。

以前に述べた「波長合わせ」の機能が消耗してフレキシブルさを失い固定的になったときに、「感情鈍麻が認められる」といわれるようになります。そして、精神機能全体が「コンピューターのセーフモード」で起動しているかのような場合、「デフェクト」といわれるようになります。これらは明らかに後遺症です。

ただ、これらの症状は固定しているようにみえて、そうでもありません。晩期になって自然寛解するということが本当にあります。何らかの「こころ」の理由で、モードが切り替わるのでしょう。

人権の擁護

患者の側に立って寄り添い、丁寧に説明してくれる人が必要です

佐野卓志

満足した一生だったと思えるように

先日先生が紹介してくれた木村敏先生による「統合失調症の内的生活史診断」（『現代精神医学大系　第10巻ＡⅠ　精神分裂病Ⅰａ』、中山書店より）をみて、すべてがあまりに自分に当てはまるので驚きました。

一、幼児期における自己表出ないし自己主張の弱さ

二、特徴的な不器用さないし行動学習の偏り
三、これらの特徴に親が気づいていないか、気づいても重要視しないこと
四、両親相互間や親子の間での自然な共感の乏しさ
五、思春期における無理をした自我確立の努力の失敗
六、優秀な知能、体力、美貌、その他資質に頼った現実遊離的な人生設計
七、両親からの急激な離脱独立の試みと挫折
八、他人や未来に対する特徴的な恐怖感とあこがれ、あるいは気負いすぎた構え
九、対人関係における本能的不信あるいは無警戒の全面的信頼
十、恋愛感情の統合が困難であること

でも、これは診断の指針であって、ぼくの未来の指針にはなりません。これを知っても、「過去のぼくはそうだった」と思うしかありません。

今のぼくは、一歩一歩、日々の生活を続けて、最後には満足した一生だったと思えるようにと願うだけです。

ぼくと同じ仲間にも言いたいと思います。形にとらわれず幸せに暮らしてほしいと。生活保護で本当に仲むつまじく幸せに暮らしている統合失調症の夫婦がいます。世間の常識に流されないで、自分をしっかりもって、幸せをつかんでほしいです。

患者の側に立つ人権擁護官

ぼくも精神保健福祉士になりましたが、今後どう活動していけばよいのか、ぼくにどのような役割があるのかを考えます。

そこで医師である先生に、まずインフォームド・コンセントに関連したことを質問したいと思います。医師も専門の知識をもつだけで、これまでインフォームド・コンセントについて訓練されていないのだと思います。

本来、医師は治療の中身を説明して、その利益と不利益を患者にわかりやすく説明できなければならないと思います。それが医師としてのプロの仕事だと思います。

患者の入院や治療法の可否などを決定する場面において、医師が医療現場の裁判官のような立場とすれば、弁護士のような役割で患者の側に立つ人権擁護官が必要と思います。

普通、医師に専門の知識を振りかざされたら、それは説明ではなく誘導になります。だから、患者の側に立って寄り添い、丁寧に説明してくれる人が必要です。

知的障害があったり、精神障害のために頭がくたびれていたりして、障害者がなかなか判断できないときには重要な役割を果たすと思います。

今ある制度ならば精神保健福祉士、あるいはサバイバーがその任にふさわしいと思います。

その任にあたる人は、できれば病院から給料をもらわずに生活する、独立した存在であってほしいです。障害者の遠くのほうに構えているためにほとんど利用されていない精神医療審査会のようなものではなくて、障害者に近い存在でいてほしいです。

いまだに患者を殴ったりするような扱いのひどい病院の話も聞きますから、入院中の患者への人権侵害がないか、入退院は適切に行われているかをじかに見て、患者の側に立って弁護してほしいです。

さらに、あくまでも障害者に寄り添い、治療の選択の段階から人権を擁護してくれる人が必要だと思います。

働くことのできない障害者は、働かなくても生活できる保障が必要と思いますが、少しでも働けて、働く意志のある人には働く権利が保障されるべきだと思います。

もうすぐ、法定雇用率の対象に精神障害者も含まれることになるようですが、職場に働きよい環境が整わなければ、無知からくる差別がなくならなければ、この制度は「絵に描いた餅」にしかならないでしょう。

精神障害者が働くことについて、先生の考えはいかがでしょうか。

本来の医師

医学の知識をもちながら、患者に寄り添うことのできる人です

三好典彦

Sさんの求めているもの

「弁護士のような役割で患者の側に立つ人権擁護官」の必要性を説くSさんの思いは、よく理解できます。

この任につく人がどのような能力をもつ必要があるかというと、治療内容の是非を判断できる医学の知識をもちながら、患者に寄り添うことのできる人です。

これをよく考えてみると、これこそヒポクラテス以前からの「医師」の姿です。つまり、Sさんは「本来の医師」を求めているのです。

そして、現在の「医師の資格をもつ者」を医療管理者に棚上げしようとしているのです。医師にとってみれば、そのような苦労を進んでしてくれる人がいてくれたら楽ですから、諸手をあげて歓迎するかもしれません。自分が棚上げされるとも知らずに。

現在の医師が受験や国家試験に苦労しすぎて、もうこれ以上苦労したくないのなら、それもいいのかもしれません。

実際、アメリカの現実はそのようになっているそうです。アメリカで患者に寄り添っているのはパラメディカルのスタッフです。そして医師は、医療技術者か、医療管理者です。精神科においてはほとんど医療技術などありませんから、医療管理者になるしかありません。しかし、実際に医療管理者になってみると、書類書きにうんざりしてしまうでしょう。少々給料は高くても、やりがいのない仕事をさせられて、責任だけは負わされるわけですから、本当は楽でないことにしばらくしてから気づくのではないでしょうか。

医療管理者の仕事なら、患者百人に対して一人で十分にこなせるでしょう。そして、Sさんのような精神保健福祉士が、従来からの医者的な役割を担うのです。

この場合の精神保健福祉士が誰から給料をもらうかは、おっしゃるように重要なことです。国から給料をもらうようにしたら、すぐ堕落するでしょう。保険点数に縛られている医師がそうなったのですから。

精神保健福祉士は病者に雇われているという実感が大事だと思います。そうでないと真に病者の側に立つことにはならないでしょう。

保険診療では国民が医療費を全額負担しているのですが、その金を配っているのが厚生労働省だから、そちらのほうの顔をうかがってしまいます。医師とて人間ですから、現金なものです。水源の水よりも、水道の蛇口をひねって出てくる水のほうが実感があるのです。

何かさもしい話になってしまいましたが、制度とは難しいものだと思います。

障害者が働くこと

障害者が働くことについては、本題に入る前に、「働く権利が保障されるべき」というように考えると間違いが生じるのではないかと、まず、思いました。

社会が障害者の働く権利を奪っているとは思いません。働く能力のある人には、働くことを妨げないと思います。

しかし、実際がそうならないのは、社会の側に「橋渡し」の能力がないからです。

バリアフリーというのは、障害を越えやすくする「橋渡し」の援助があって可能なことだと思います。だから障害者は、「少し橋渡しをしてくれたら、我々はもっとこの世の中に貢献できる」と主張すべきだと思います。実際、身体障害者の場合は、少しずつその方向にあると思います。

病気が働く能力を奪い、障害が働く能力を制限しているのですから、障害者は「できる範囲のことで貢献すること」に誇りをもつべきです。そして社会のほうは、少しでも残っている能力があれば、それをいかそうとする発想をもつことです。その発想があれば、それをいかすための「橋渡し」の援助も豊かになるでしょう。

基底には、福祉の考えが必要と思いますが、それを支える理念は「互助の精神」だと思います。現在健常な者も、明日は障害者である可能性があるわけですから。

精神障害者の場合を考えるときは、Sさん自身のことを考えたら、社会がどうあるべきか最もわかりやすいと思います。

Sさんは、働く意志があり、橋渡しさえあれば働く能力のある精神障害者の典型でしょう。Sさんは見た目に障害を感じさせません。裏を返せば、見た目では障害の程度がわかり難いということです。障害者のように見えないことはいいことですが、援助が必要なときに困ったことになります。

Sさんの場合は、疲労しやすさのことについてわかってもらえなければ、怠惰のようにしか思われなくなってしまいます。現実に、そのつらさを感じたことがあるのではないですか。そして、多くの精神障害者が似た状況にあります。

傷みかけたバッテリーは、これ以上傷めないように配慮しながら、こまめに充電しながら、使用しなければなりません。

Sさんはそのことを自覚していて、自分自身をいたわりながらできる範囲のことをして、社会に貢献されています。この往復書簡も、その貢献の一つだと思います。

Sさんは、このことを可能にするために、自分自身で自らの職場をつくりました。これは障害者どころか、健常者にもできない特別なことです。

大学を出ていても、仕事は誰かが与えてくれるものと思いながら仕事を求めている人がほとんどで、仕事をつくる人は少ないのが日本の現状です。収入の点では苦しいでしょうが、誇りに思っていいことです。

Sさんも、疲れやすさを自覚せずに無理を重ねたとしたら、いくら薬を服用していたとしても、再発してしまうでしょう。身体障害者の場合も、無理をすると必ず心身のどこかを悪くします。障害者であれば、すべての人がそうです。無理をしてはいけません。

障害者自身がそれを自覚し、社会のほうも、障害者一人ひとりの無理のできなさの程度を把握して、配慮するべきだと思います。

そして、その配慮を誰がするのかが問題となります。これを可能にするためには、かなりの専門性を必要とします。「社会の理解」を期待するだけでは困難なレベルです。

そのような場面に、今後「障害者に寄り添う精神保健福祉士、あるいはサバイバー」が活躍できるようになったらよいと思います。

現在のぼく——あとがきにかえて

佐野卓志

ぼくは往復書簡で書いているように、「ムゲン」という精神障害者のための作業所を運営しています。

このごろ、障害者福祉への予算は削られ続けていて、公的援助金が毎年一〇パーセントずつカットされています。作業所の運営については先行きの見とおしがまったく立たない状況です。法内授産施設をめざすことも選択肢の一つですが、一千万円の準備金が必要なうえに、そうなっても予算がつく保障はなく、何より制約が多くなることは通所者にとってデメリットになります。作業をしたのに賃金どころか利用料を負担しなければならないなんて、どんづまりの気分です。先々作業所を閉鎖しなければならなくなるという不安を切実に感じています。

作業所は公的援助金なしでスタートしました。オープンしてすぐ行政交渉に行きましたが、「商売でやっているんだろう」と頭ごなしに言われ、すっかりあきらめてしまいました。

でも、オープンして十年経って、ある福祉関係者が熱心に動いてくれて、その人の勧めもあって、作業所に公的援助金をつけてもらう交渉を再開しました。何度も何度も書類をつくり直して十数回も保健所へ通いました。ぼくにとってこの交渉は、口がカラカラに渇くほどプレッシャーを感じました。

最初は保健所の担当職員から「当事者の作業所など認められない」と否定され続けました。後になると「公的援助金は家族会立の作業所でなければダメだ」の一点張りで、「今から家族会をつくれ」とまで言われ、誰のための作業所なのか、どうして当事者が作業所をつくってはいけないのかと、つくづく思いました。

一度は公的援助金がつかないとの決定がおり、うつになって寝込みました。

同じようなプレッシャーは運転免許を取るときに味わいました。補習の繰り返し、父親に付き添ってもらった練習、毎回の教官からの怒鳴り声、それらのために落ち込んで、先の見えない苦行でした。

最後に、教官からは「おまえが運転したら必ず事故を起こす」と言われながら、やっと卒業できました。

今は、あのとき無理して免許を取っておいてよかったと思いますが、はっきり言って心の傷になりました。

そうまでして、せっかく仲間が集まるところをつくったのに、つぶれてしまうのかと考えると非常に寂しく思います。

でも、現在の「ムゲン」はメンバー同士が仲良く、副指導員がマシンガンのようにしゃべって笑いをとったりしていて明るく、自由なたまり場のような雰囲気です。

現在の作業は、古着物を仕立て直して洋服にするためにその糸ほどきをしています。みんなが三々五々集まって、したい人が作業しています。ゆったりとした空気に包まれ、ゆっくりとした時間が流れています。

田舎暮らしは十年ほどになります。最近まで自分で野菜をつくっていましたが、このごろはきついのでつくっていません。立派な野菜が取れると本当にうれしいのですが、農協でも同じものをとても安い値段で売っていますから、本当に疲れます。

田舎のいいところは、隣が百メートルも離れていることです。周りに気をつかうということがありません。面倒な近所づきあいも、慣れればどうということもないし、近所の人から野菜をもらったりもします。

最近体験したことは、精神保健福祉士が集まって行う「事例検討会」です。参加して随分抵抗を感じました。

ぼくは精神保健福祉士である前に一人の病者です。そして検討される病者は、ぼくの仲間です。仲間のことをまな板にのせて、ああでもない、こうでもないと検討するのはとてもつらいことです。

地区例会の場でそのことを正直につらいと訴えましたが、それをみんなはあまりわかってくれません。専門職の研修として事例検討に意味があるという理屈は理解しますが、病者として拒絶感をもちます。ぼくのなかでジレンマを抱えてしまいました。

そのとき、三好先生から「ぼくのためにも、事例検討のためにもジレンマを感じていることが大事だ」とアドバイスされました。この往復書簡も一つの事例検討でした。

三好先生とは、通常の診察はもちろん、夢や漢方のことから現在の医療の問題点まで話し合います。予約制ではありませんが、十分に話す時間があります。ぼくは今まで電気ショックを統合失調症の治療法とすることに反対して闘ってきましたが、先生が大きな声で賛同してくれたことをとてもうれしく思いました。

でも、再発しないようにこれから論争は避けるつもりです。平凡で平和な生活が望みです。でもパソコンの掲示板で相談にのることは続けていきたいと思っています。今回の往復書簡はこれで一応の区切りをつけますが、診察室での「共同研究」は今も続いていて、今後も続くと思います。

最後に、この往復書簡の出版を力強く応援してくださった泰山木の会（川崎市家族会）の下釜幸子さんに深く感謝したいと思います。

平成十七年七月

著者略歴

◆佐野卓志（さの・たかし）
1954 年生まれ。
20 歳のとき（北里大学医学部 2 回生）、統合失調症を発病。中退。
入院中、福岡工業大学入学、卒業。

卒業後、電気部品会社に入社するが、1 年半で退社。その後、肉体労働から水商売まで、さまざまなアルバイトをする。
30 歳のとき、コンピューターの仕事が原因で再発。半年入院。
1989 年、仲間とともに無認可小規模作業所ムゲンを設立。
2004 年、精神保健福祉士国家試験に合格。日本精神保健福祉士協会に入会。
現在、51 歳。妻と中学生の子どもとの 3 人暮らし。
ルーテル作業センタームゲン指導員。

◆三好典彦（みよし・のりひこ）
1957 年生まれ。
1982 年愛媛大学医学部卒業。
同年、愛媛大学医学部附属病院研修医（精神医学教室）。
1985 年から、大阪府の単科精神科病院に勤務。
1989 年に三好神経内科医院を父親から継承、現在にいたる。

こころの病を生きる
――統合失調症患者と精神科医師の往復書簡――

2005年8月15日　発行

著　　者　佐野卓志・三好典彦
発 行 者　荘村多加志
発 行 所　中央法規出版株式会社
〒151-0053　東京都渋谷区代々木2-27-4
販売　TEL　03-3379-3861　FAX　03-5358-3719
編集　TEL　03-3379-3784　FAX　03-5351-7855
http://www.chuohoki.co.jp/
営業所　札幌－仙台－東京－名古屋－大阪－広島－福岡
装　　幀　松田行正
装　　画　松本孝志
印刷・製本　三協印刷株式会社
ISBN4-8058-2618-5
定価はカバーに表示してあります。
落丁本・乱丁本はお取替えいたします。